解離の構造

私の変容と〈むすび〉の治療論

柴山雅俊
Shibayama Masatoshi

岩崎学術出版社

はじめに

本書で描き出そうとした解離の病態は、従来、あまり指摘されることのなかった症候を多く含んでいる。それらの多くはこれまでの症例報告の中でときに記載されていることはあっても、とりたてて取り上げられることがなかった症候である。

私が最初に解離の症候の多彩さに気づいたとき、なぜこれほどまでよくみられる症候があまり報告されてこなかったのか不思議に思えた。これらは自分が診ている患者にたまたまみられた特殊な症候なのだろうか、症候を聴くことによって患者がこちらの想い描くイメージを先取りし、その中に没入してしまったのだろうかなどと考えたこともあった。患者が治療者の思い描くイメージに過剰に同一化することは解離＝ヒステリーでしばしばみられるからである。しかし、臨床を重ねるにつれて、実際、多くの患者がここで取り上げた症候を経験していると考えるに至った。すでに『解離性障害』というタイトルの一般書を出版したが、それは患者からの反応をみたかったというのが理由のひとつであった。医療者よりも患者の方が「わかりやすい」と言ってくれたことは嬉しかった。このような症候に注意を向けることによって状態が悪化するという恐れがなかったわけではなかったが、自らの症候に気づき、それまで漠然としていた自分の体験を整理できるようになったと報告する患者も少なくなかった。このことは私の心の支えになった。

解離性障害の診断は実際には簡単ではない。従来、解離の病態と報告されてきたのは解離性健忘や解離性遁走、多重人格などであったが、これらの「典型的」な解離性障害の診断は比較的容易である。実際に解離性障害で多いのは、「非典型的」な解離性障害であり、この病態を診断することはなかなか大変なのである。多くの解離症例がたんにパニック障害などの不安障害や気分障害、パーソナリティ障害と診断されているのも事実である。近年では気分障害の範囲が拡大し、多くの解離性障害が気分障害と診断されている可能性がある。治療者によって解離的側面に注目されないならば、精神療法的接近は切り離されがちとなり、もっぱら薬物治療が主となってしまう。危惧されるのは、これらのケースがパーソナリティ障害や難治性の気分障害とされ、回復への道筋が閉ざされてしまう場合である。

幻覚などがみられれば安易に統合失調症と誤診されてしまうこともしばしばである。早期に誤って統合失調症の告知を受けてしまえば、その後に訂正されることは少なくなる。本書で詳細に述べることになるが、ここで述べる多くの症候が初期統合失調症にみられる症状ときわめて類似しているため、統合失調症と誤診される可能性は高いのである。

治療者が解離の症候学について疎い場合、解離性障害を統合失調症と誤診する可能性はきわめて高くなるだろう。もちろん一見、解離性障害のように見えても実際には統合失調症であることもある。解離の症候学と統合失調症の症候学の双方に通暁していなければ、ひいてはあらゆる精神疾患の症候学について詳しくなければ、そもそも正しく診断することが困難であるのは当然である。実際には、統合失調症の症候学の教育を受ける機会が比較的多いのに対して、解離の症候学についてはそれを知る機会が少ないのが現状であろう。診断する者は自分がよく知っている疾患を診断する傾向がある。知識や経験に乏しい疾患の診断をすることは概して困難なのである。解離性障害であるか否かについて正しい判断をするためにも、解離の症候学や病態への理解はさらに普及されなくてはならないであろう。このことが本書を書いた第一の目的である。

本書で目指したことは解離の症候学とそれから生まれる構造的理解をより精緻なものにすることであった。それも患者の主観的体験に沿って記述することであった。これまで解離の症候学はその外的な眼、すなわち観察者的眼差しをもとに作られてきたように思う。

たとえば、行動にわざとらしい意図的なところがあるとみなされ、しばしば安易に疾病利得とか虚偽的などと修飾されることも多かった。そこにある種の偏見がまとわりついていたであろうことは否定できない。そのような考え方は外部からの観察者の眼差しによって構成されたところが大きかったであろう。私はむしろ疾病利得や虚偽性などは解離のどのような構造を背景に観察者がそれを感じるのかという点に関心があった。

これまでは、医療者の観察者的視点に対して、患者の当事者的視点すなわち主観的体験についてはあまり注目されてこなかったように思う。それは統合失調症や気分障害、さらにはアスペルガー症候群でも同様であろう。症状や体験について訊くことが、治療的態度に抵触しないで、むしろ安心感を与えるような症候学と病態構造を私は求めてきた。私はこれらの症候を多くの患者から詳しく教わったが、統合失調症でしばしば指摘されるような、症候を面接の話題に取り上げることによって病像の悪化がみられるということはほとんどなかった。一見悪化することがあるように見えるのは症候について訊くことによるのではなく、患者に対するある種のこちら側の偏った眼差しが影響を及ぼすことによると感じられたこともしばしばであった。

解離の病態は精神病とは異なり、主観的体験がわれわれのそれとの連続性を保っていることが多い。それでも患者が語る内容は私からすると驚くようなものだった。しかもそのような体験を一定の割合で健常者も共有していることを知ってさらに驚いた。とりわけ夢の中での体験においてこのことは顕著であった。

近年、精神病理学が衰退していると言われることが多い。その原因はさまざまであろうが、その理由の一つとして、精神病理学の流れがすでに書かれた文献や高名な研究者の言葉に引きずられてしまい、「いま・ここ」での臨床の息吹きがみられなくなったことがあげられよう。これでは今日要請されている臨床的な言説はなかなか生まれず、精神病理学は時代の波にいずれ取り残されるだろう。もちろん本書が時代の要請にじゅうぶんに応えているというつもりはないが、ささやかな試みとなればと思っている。

目次

第Ⅰ部　解離の症例

第Ⅰ部ではこれまで発表したもののうち症例報告を中心とした論文を中心に構成した。交代人格の論文は書き下しであるが、それ以外はすべてすでに発表した論文をもとに加筆修正を行った。その意味でほとんどの論文が当時の私と現代の私との対話の結果である。

最初に掲げた「ヒステリーの時間・空間性障害についての一考察」は私にとって解離に関する初めての論文である。今読み返しても懐かしく、私の現在の考えの萌芽がそこにすでに現れているのがわかる。

当時は精神科病院から都内の総合病院に職場を変えてしばらくの頃であり、それまで勤務していた単科精神病院にあふれていた統合失調症や躁うつ病などは少なく、摂食障害や境界例、出社回避を示す適応障害、解離性障害などを治療する機会が圧倒的に多くなった。最初のヒステリー論文を書いた当時は、「ヒステリーの症候学や病態についてはすでにわかっているように思われているが、実際にはそうではない。そこには未知の領域がおおきく広がっている」と感じていた。自分自身の関心が当時主流だった精神病の精神病理からしだいに摂食障害、対人恐怖、適応障害、解離、境界例の精神病理へと移っていった頃のことである。

第1章　ヒステリーの時間・空間性障害についての一考察

はじめに

従来からヒステリー概念に対する批判は多く、種々の理由から近年の診断基準ではヒステリーという用語は用いられなくなっている(3)。そこでは身体から精神面に至る多彩な症状形成のために併存診断が避けられず、ヒステリーという疾患単位は分散され、結果的に疾患としての統合性は放棄されているかにみえる。そのような動きに対して、手垢に汚れたヒステリー概念の復権を斬新な観点からとらえなおそうとする試みも一方ではみられる(72)。ここでは解離症状、転換症状など多彩な症状を呈したヒステリーの一症例を提示し、ヒステリーの病態構造とその力動性について、時間的変容・空間的変容といった観点を中心に回復過程と家族の主題について考察する。

症例提示　初診時三六歳の女性

1．生育歴・現病歴

地方の小都市で出生。父親は子どもを二人もうけた後、患者の母親と再婚した。同胞は異母兄弟二人を含む五人であり、患者は末子である。中学を卒業後に上京し、二一歳で結婚した。二四歳で長女を出産したが、夫がアルコールを飲んで暴れるという理由のために二七歳で離婚した。二九歳で再婚したが、性格の不一致を理由に四カ月で離婚した。その頃に人工妊娠中絶をした。三一歳、長女を連れて当時二七歳であった自営業の現夫と再々婚した。その一年後に長男を出産した。

三五歳の一〇月頃、急に眼の前が真っ暗になり倒れた。体中がふるえることが約一〇分間持続し、その後しばらく歩行困難な状態が持続した。翌年三六歳の八月、夫の両親が近所に引っ越してきた。九月上旬頃から頭痛や腰痛に悩まされるようになった。そのうち手首を切ったり、壁に頭を打ちつけたりする行為がみられるようになり、夫とともに三六歳の九月下旬に来院した。

2. 治療経過

診察室に現れた患者はぐったりとした表情で、歩行も妙に不安定であった。呂律が回らない喋り方で、子どもっぽく退行した印象がある。腰痛、不眠、食欲不振がみられた。また頭痛のために頻繁に鎮痛剤を飲んでいる。「霊をよく見る。雰囲気でわかる。後の方にいる」と言う。毎回約二〇分程度の外来治療を開始した。血液、脳波、頭部CT、神経学的検査などでは異常は認められなかった。

初診一週間後、幾分喋り方はしっかりしてきたが、初診時のことをまったく忘れている。朦朧状態になると自分の頭や壁を叩いたり、夫に絡んだりするなど、いらいらした状態が三〇分程持続する。周囲が制止しようとすると悲鳴をあげて暴れることもある。このような発作は夜が多く、ぼーっとした表情になって始まる。それがおさまる頃に大きな欠伸をする。その間の記憶はまったくない。

治療者の顔は四回目の面接でようやく想起できた。多夢を報告し、日中も「トイレを開けた途端に虫が襲ってくる」夢を見るという。「すごく憂うつで申し訳ないといった感じ。何となく喋りたくない」と言う。一〇月下旬、長男出生の際に姑がやさしくしてくれなかったと泣きながら夫に訴えた。そのうち溜息をついて「あれっ、私、なんで泣いてんだろう」と言う。笑ったかとおもうと、泣き出したりするなど情動の不安定さがみられた。

一一月上旬、発病当時のことを思い出して「あの頃は夫の両親が、郷里から仕事を求めて出てきた。夫の母親はきつい性格で非常識だ。夫のほうが可哀相になってくる」と述べた。ある晩、朦朧状態になった時に大が「おふくろのことだろう」と言うと、患者はその言葉を遮るように「ぎゃーっ」と大きな叫び声をあげた。そして「お父さんは、私の閉じちゃった箱を無理矢理に開けて、中を覗こうとしている。急には中のものを出せない」と言う。翌日、夫は患者に自分の母親や自分に対する不満をできるだけ吐き出させた。するとその夜には何週間ぶりに笑顔をみせるようになり、以来発作はほとんどなくなった。

その頃に患者は「昨日から私がもう一人いるんじゃないかと思っている。自分に話しかけてくる。彼女は私よりすごく気が強くて我慢強い。私はすごく弱虫で、そんなに気が強くない。私を支えているもう一人の人が昨日からできたんです。夫にはしつこく掘りおこして欲しくない。もう一人の私が話し相手になる。大事なことでもその人にならら話せる」と語っている。また「家族の顔が大きく見えたり小さく見えたり、ふーっと向こうに行ったり、手前に来たりする。自分がすごく大きくなったり、周りが小さくなったりする。夫や娘の眼が紫色に見えることがある。夜中に起きたら炬燵に父親が座っていた。振り向くと赤い顔の眼の光った人が座っていた。自分の体が自分の体でないみたい。自分がもう一人いる感じ。不気味。自分の顔を洗っていても自分の体でないような感じがする。ときにもう一人の私が周りに出てくる。小さかったり普通の大きさだったりする。小さい自分がこっちを見ている。自分でつくった相手が胸の中にいる。もう一人の私が抑えなくていいのにとか言う。実際に声が聞こえる訳ではない」と述べている。

一一月中旬、治療者が「一番話したくないことは」と聞くと、「んとねぇー。うーん。お父さんのお婆ちゃんとかお爺ちゃんとか。それ話したくない」と述べている。またその頃、外来診察の最後に治療者が「頑張ってね。しっかりして」と患者の背中をぽんと叩いたことがあった。翌週、本人が診察に来たがらず、夫のみ来院した。夫は「こないだの診察の最後に先生が背中を叩いた。それで来たくないと怯えている。でも数カ月ぶりに普通になってきている」と報告した。夫によれば、家族について以下のように語ったという。姉は病弱だったこともあり両親に可愛がられたが、自分は「生まれてこないほうがよかった」と言われて育った。祖父や父親からは嫌われていた。よく可愛がってくれた祖母だけが理解者だったが、彼女も小学校の時に死亡した。小学生の時に台所で祖父と母親がセックスをしているところを見たことがある。褒められようと外で枯れ木を集めていたら蛇が出てきた。それを家族に言いにいったが、蛇なんていないと皆に怒られた。家族や友人に蛇の皮を投げられたり、机の中に入れられたりしたという。このような蛇にまつわる記憶を想起したあと、連日のように見ていた蛇の夢はなくなった。また蛇を異様に恐がるのは姑に対する不満を夫にぶつけてからはなくなった。その頃から性生活を求めるようになったという。一一月下旬を最後に通院は途絶えた。その後は特に支障なく過ごしていた。

ところが翌年三七歳の三月中旬頃から「だるいから」と言って家事ができなくなった。そのため四月上旬に再受診した。診察では以前よりもすっきりした表情をしている。今気になることは何かと聞くと、「一三歳の娘のこと。夫や自分の田舎のこと」と答える。一番の悩みは夫と娘の関係であると言う。娘は前夫との間に生まれた子で、現夫とは血の繋がりはなかった。その娘が夫に好意をもっており、患者夫婦が仲良くすると、それに嫉妬して泣くという。夫が娘に対して父親として接しようとすると、娘は泣いたり、ものにあたったり、指を吸ったりするという。実際に娘は夫を父親というより男として意識していたようである。よく聴くと、夫は夜になると娘に添い寝してあやしていた。患者は「去年の夏に郷里に帰った時、娘と夫の関係がおかしい、何かあると実家で言われてから症状が出た。秋になって姑から同じことを言われてさらに症状が増悪した」と述べている。治療者は夫に、娘には毅然とした態度をとるように指示した。

そのことの関連で患者は次のように語っている。「自分は小さいときに母親違いの兄から半年間にわたって性的悪戯をされた。お爺ちゃんに怒られて納屋に入れられたときに蛇がいた。そのお爺ちゃんは母親と肉体関係を持っていた。自分はお爺ちゃんに似ている。母親は自分を堕ろそうとしたらしい。自分はお爺ちゃんの子どもかもしれない。」

頭痛、めまい、睡眠障害、抑うつ気分、健忘、失禁があり、急に笑いだしたり、手足をソワソワと動かすようなことがあった。また次第に喋る時に舌がもつれたり、歩行が不安定になったり、包丁で手首を切ったりする行動が続いた。

「切っても痛くないし、かえって安心できる」と語っている。買物に行ってズボンを万引きしようとする。

五月の上旬には、娘と夫の間がおかしいと言った異母姉妹の姉に対して電話で文句を言った。冷たい態度をとった母親にも怨みをぶつけ、結局母親から「縁を切る」と言われた。その直後にトイレに入って手首を切った。

その翌日には部屋の模様替えをして、同じ所を何度も掃いたりしているとのこと。「何かを一生懸命していると考えないでいられる。これ以上はもういいかな、これで終わりにしようと思う。周りに心配してもらいたかったと思う。自分がこれだけつらいんだから、親からの心配の電話が欲しかった。だから発作が起こっていたと思う」と述べる。手首自傷はその頃からみられなくなった。「実家のことに触れるのが嫌です。夫は決着をつけたいと言うけど、そっとしておいて欲しい」と言う。家事は徐々にできるようになっていった。またこの頃に左足を引きずって歩くのが目立った。

六月中旬頃から、自分の体に蛇やミミズが巻きついたり、虫が体から出てきたり、足の指が体から離れるとか、長い生き物が上から落ちてくるなどの夢に悩まされるようになった。また風呂場に誰かがいる、風呂のシャワーホースが動くようだ、窓にピンクのヘルメットみたいなものが行ったり来たりすると言う。

七月上旬、「親に喜ばれようと思って靴を磨いたりしていたけど、誰も褒めてくれなかった。或る日、祖父と母親がセックスをしているのを見た。それを見て逃げたことがある。……私にはわからないことがひとつだけある。小学生のときに誰かにお前はお爺ちゃんの子だ、ここの家の子じゃないと言われたことがある……。両親の全部が嫌。母親は性的にだらしない。父親は私を可愛がってくれない」、「頭を打ったり手首を切ったりするのは、親が心配して電話をくれるかなぁという期待があったのかもしれない。自分には子どものように甘えたいという気持ちがある。お婆ちゃんに毎日でも会いたい。診察室に来ると不安になる。ここに入ること自体が不安なんです。多分何かがあると思うんですけど。触れたくないものがあると思う」と語っている。

七月中旬、夫が娘と夜一緒に寝ることが多くなったため、治療者は再び父娘の境界設定を明確にするように指示した。すると夫は衝動的に家を飛び出し、職場に寝泊まりするようになった。その後「娘はある程度ふんぎりがついた様子」

だという。

八月に家族でキャンプに行き、幼少時に無縁仏を足で踏んだことがあるからと、そこにあった無縁仏の墓を家族で一生懸命になって掃除をしたという。しかし墓を掃除した頃から原因不明の咳や足の痛みが出現した。その後も繰り返しお墓の夢を見るために、もう一度そのお墓に行って線香をあげてきた。しかし相変らずぼーっとした状態は持続した。「何かがひっかかる。それを思い出せない。すぱっと解決したい。催眠をかけてほしい」と言うが治療者はむしろあまり出さないほうがよいと伝えた。

一〇月に入り、自分の幼少時のことを詳しく聞きたくて姉に会ったが、結局は夫と姉が喧嘩になっただけで終わった。その後、郷里から荷物が送り届けられたが、「いろんなことを言われたから嫌」とそのまま郷里に送り返したこともある。

一一月には、治療者が「もう少し体重を減らしたほうがいい」と言ったことに対して、「先生からデブと言われた。いじめられたから薬も飲まない。病院にも行かない」と来院を渋ったことがある。次第に発作も足を引きずることもなくなった。「自分が蒔いた種で親とかきょうだいを怒らせたかもしれないという不安がある」と語ることもあった。

翌年三八歳の一月から「もう一人の自分」が再び出現するようになった。「一人二役を演じている。もう一人の自分は自分のことをわかっているしっかりした人。落ち着いている私と落ち着いていない私がいる。鏡を見るともう一人の人が話しかける感じがして、恐くて鏡を見ることができない。いつも自分の側にいる感じ」、「夫は娘が泣いたりするとすぐに側に行ってなだめる。そうすると私は必要ないという感じがする。この世の中に生まれてずっと側に来るなとのけものにされてきた」と言う。

次第に「もう一人の自分」もみられなくなり、数年ぶりに雑誌を読んだり、テレビを観たりして自然に笑うようになった。時折、夫は娘に添い寝をしているらしいが、患者はそのことにあまりこだわらなくなった。「私が寝ている部屋に父親がはいってくるとすごく嫌な感じがした。側に来られるのが嫌でびくびくしていた。でも父親のことには触れたくないんです。お姉さんにはすごく可愛がってもらっていた」と父親のことを述べていた。数年ぶりに化粧をするようになり、朝の弁当をつくるまでに回復した。

しかし再び五月頃から悪化しはじめた。昔のことを想起すると体が勝手に変な動きをしたり、頭がぼーっとなったり、呼吸が荒くなったり、言葉がでなくなったりする。その頃に幼少時に描いた絵と同じ絵を描いた。それは自分一人が置き去りにされて両親が蔵の中に消えていく絵と、皆から離れて自分一人がのけものにされている絵だった。「まだ言っていない決定的なことがある」と言うので、夫はそれを聞き出せば症状も良くなるだろうと思い、繰り返し患者の話を聞き出した。すると次第に夜に刃物を持ち出したり、子どものような振る舞いをしたりすることが頻繁にみられるようになった。さらに「姉と兄がセックスしていた」とか、「姉の自慰行為の手伝いをさせられた」とか性的内容を口にするようになった。六月下旬には再び姉や姑に対する不満を訴えるようになり手首を切った。

治療者は「もうこれ以上出すのはやめなさい。もうじゅうぶんに出したと思う。現実と空想、現在と過去がごっちゃになっている。ふたつに一応の区切りをつけなさい」と強く指示した。すると患者は「できない。できない。じゃあどうするんですか。昔のことを想い出さなきゃ良くならない」と泣いて抵抗した。治療者は現実の生活を大切にするように助言した。

翌週には「頑張って出さないようにしている。でも出さないようにしていると、夜に頭や足が痛くなる。でも出さないようにしないといけないし」と述べた。七月上旬には発作は消失し、著しかった不眠も次第に改善されていった。表情もすっきりし、日常生活には支障がなくなった。五、六月のことは全く忘れている。薬物については気分安定剤、抗うつ剤、抗精神病薬、漢方薬などを使用したが、持続的な効果を確認できたものはなかった。

論文発表時には明確ではなかったが、この症例はその後、幼少時の人格に交代したり、祖母の人格が憑依したような状態を呈した。幼少時の人格は結婚前の姓を語り、退行した様子であった。朦朧状態から交代人格へと移行していったとも考えられる。さらに重要なことは、その後の経過で夫と長女との間に実際に肉体関係があったことが判明した。長女は家を出て結婚し、後に子どもを出産した。患者は夫との別居生活を経て、徐々に安定した状態になった。

症例の経過概要

患者は、母親が異なる同胞や両親からじゅうぶんな愛情を注がれることなく、いつも家族の中での疎外感を感じながら育った。成人してからも男性に恵まれることなく離婚を繰り返し、発症当時は最初の夫との間にできた娘、三人目の夫である現夫との間にできた息子と四人家族である。三五歳時に失神発作で発症し、頭痛、腰痛、歩行困難などの転換症状や朦朧状態、幻覚、二重身体験、離人症状などの解離症状とともに、頭を壁に打ちつけたり、手首を切ったりするなど衝動的な自傷行為がみられたヒステリー（特定不能の解離性障害）と診断できる。

三六歳の九月上旬から始まり一一月下旬に通院が中断するまでの経過を第一病相期、三七歳三月中旬から三八歳三月の落ち着いた状態に回復するまでの経過を第二病相期、五月に再び症状増悪し、約二カ月で鎮静化した経過を第三病相期として症状をまとめてみよう。

第一病相期には、歩行困難、構音障害、疼痛障害、消化器症状、朦朧状態、子どもっぽい態度である退行症状、幻視、白昼夢、精神運動興奮、自傷行為などありとあらゆるヒステリー性症状がみられた。しかし、姑に対する不満や幼少期の辛い体験を夫に話すことにより次第に精神運動興奮はおさまり、その後「もう一人の私がいる」「もう一人の私が周りに出てくる」という二重身（eigener Doppelgänger）体験や自己像幻視、知覚変容、離人症状などを前景とした症状を経過することによって次第に安定化していった。

第二病相期には娘と夫の関係に悩み、再び症状が増悪した。第一病相期と同様に転換症状や解離症状、自傷行為などが多彩にみられたが、出生にまつわる苦悩や性的外傷体験などを想起していった。実家との関係も悪化したが、次第に回復していき、最終的に二重身体験を経過して安定化した。

第三病相期にも同様の多彩な症状がみられた。幼少期の性的外傷体験や疎外感などの記憶が噴出したが、治療者の指示的介入により比較的すみやかに回復した。

以上の経過で注目すべきことは、各々の病相期において患者が退行状態、朦朧状態、同一性変容状態に示されるような時間的連続性の断裂を特徴とする段階（「時間的変容」段階）から、外傷的記憶を想起しつつ、白昼夢、幻視、二重身といった外界の空間的変容と自己の空間的分裂を主とする段階（「空間的変容」段階）へと移行していった経過である。

以下に、時間的変容段階と空間的変容段階に焦点を当てて精神病理学的検討をする。ただし時間的変容段階と空間的変容段階は類型としてあり、互いに明確に区別することができず、それらの中間段階もまた存在する。

時間的変容段階

時間的変容とは健忘や交代人格などの症状を意味しており、時間的に急激に状態像が変化し、そこに記憶の連続性がみられないものを言う。本症例では精神運動性興奮、退行症状、朦朧状態、自動運動などがみられた。本症例の朦朧状態は意識変容であるが、時間的に急激な変化がみられ、健忘を残すことが多かった。後に典型的な交代人格を呈したこともあり、これは時間的変容に属するものと考えられる。朦朧状態での記憶が保たれている場合には、意識変容である空間的変容に属すると考えることもできる。その意味で一般的に朦朧状態は時間的変容と空間的変容の中間に位置づけられる。

このように本症例の朦朧状態での体験は時間的連続性の断裂のために、覚醒状態の記憶には残らない。そのためわれわれには朦朧状態の体験を患者自身の言葉からじゅうぶんに窺い知ることは不可能である。しかし、発作中の患者についての夫の報告と本人によって語られた後の幻覚症状の経過を考慮すると、朦朧状態では葛藤や外傷に満ちた過去がじゅうぶんに想起されず、じゅうぶんな意味を担わずに断片化して、患者を圧倒していたものと推察される。ときに象徴的なニュアンスを伴う過剰な意味を担った表象が過去の空白を示唆するかのごとく外界に出現し、主体を困惑させていたと思われる。

このような断片化しつつ過剰な意味をはらんだ過去の想起は、通常の記憶想起とは異なり、患者の周囲世界を変貌させると同時に、患者自身を過去の自己像へと変貌させる。すなわち患者は自身の意識を解体させることによって、過去の記憶を自身の周囲世界へと幻覚として引き寄せると同時に、退行症状にみられるように自身が過去へと遡る。症例の朦朧状態では対象極にみられる過去の現在化（＝幻覚）と自我極にみられる現在の過去化（＝退行）が同時的に生起している。

次にこのような朦朧状態が反復して生起するのは、いかなる力動によってであるのかを検討しよう。朦朧状態の反復は、じゅうぶんに想起されていない断片化した過去である記憶の空白を満たしたいという願望と、そのような空白に対する怯えの相反する態度に由来する。ここで言う空白とは患者にとっていまだ想起されていない記憶であるが、多彩な症状はこの空白を示唆するかのごとく構成されている。

過去の空白を満たしたいという願望は、過去の自己像への同一化を通して、現在の状況に絶望した自己をあらたに救済しようとする面をもっている。それは過去へと遡ろうとする退行に反映されている。それが患者を反復して朦朧状態へと引き入れる力となっている。このような起源へと向かう方向性はうまく行けば患者の状態を改善するであろうが、必ずしもうまく行くとは限らない。そうした場合には過去に圧倒され、収拾がつかない状態になる可能性がある。患者はそうなることを一方で怯えている。このような過去の空白に対する怯えは「お父さんは私の閉じちゃった箱を無理矢理に開けて中を覗こうとしている」とか「しつこく掘りおこして欲しくない。無理矢理開けて欲しくない」など抵抗と不安を含んだ言葉に窺えるだろう。

過去の空白を満たそうとする願望とそのような空白を満たすことに対する怯えに、母親への欲望と父親への怯えといったエディプス複合の文脈を読み取ることも可能であろう。過去へと遡ることへの欲望は起源への退行に向かわせ、逆に怯えゆえにそれを断念してあくまで現在にとどまることは、過去の記憶を抑圧、隠蔽することに通じている。また怯えは、過去の葛藤を手首という身体に限局し、それを切り離すことによって解放されようとする手首自傷にも窺うことができる。このように現在にとどまることは隠蔽と切り離しの要素を持っている。

覚醒状態において患者は抑うつ気分が目立ち、無気力で寡黙な状態であった。この状態は記憶の空白を満たすことを断念し、現在にとどまろうとする空虚をはらんでいる。跛行や構音障害などの転換症状は覚醒状態に主としてみられ、朦朧状態の自動的表出に対して、表出や運動の過度な抑制あるいは機能の制止としてとらえられる。症状の経過からも転換症状は空白を埋めることを断念することによって前景にでるといった特徴があった。

転換症状にはさらに一つ成立機制が考えられる。朦朧状態は精神運動性興奮、自動運動、自傷行為や、攻撃性と罪悪感などの情動興奮によって彩られていた。これらはまとまりを欠いた断片化と自己の統制をはなれた自動化である。このように朦朧状態では、満たされない空白の圧倒的立ち現れとそれを充塡しようとする衝動がみられる。このような「もがき」は転換性の過剰運動にみることができる。たとえば解離性けいれんなどが代表的である。このように解離性障害の多くにみられる転換症状の成立機制は空白を埋めることを断念した蓋をする系列と空白を満たそうとしてもがく系列の二つに分けられよう。

空間的変容段階

次に白昼夢体験、幻視、二重身などの症状がみられる空間的変容段階を検討する。そこでは「虫が襲ってくる」等の白昼夢、蛇やヘルメット等の幻視、出眠時幻覚に類似した父親の幻視、「家族の眼が紫色に見える」錯覚、自己像幻視などの二重身体験、他者および自己身体像の変容、離人症状など多彩な症状がみられた。これらの心的体験は健忘を被るのではなく、自己の意識体験に組み込まれており、容易に想起することができる。自己や対象表象は断片化した不気味な知覚像として体験され、心的体験の空間的構造は強く歪められ、これらは夢の体験に近い。

ここでも朦朧状態と同様に周囲世界と自己の変貌が注目される。周囲世界の変貌は、朦朧状態と同様に、象徴的な二ュアンスを伴う過剰な意味を担った対象表象が過去の空白を示唆するかのごとく外界に出現するといった事態である。また自己の変貌は時間的変容段階にみられるような覚醒状態と朦朧状態の時間的二重性とは異なって、自己像幻視など空間的二重性にその特徴がある。

中安[81]は二重身の諸形式について、第二の自己の存在あるいは第二の自己の精神性（心）である「二重心」→体感による二重身→実体的意識性による二重身→自己像幻視といった連鎖を指摘している。彼はこれを「二重心の視覚化・外部化・身体化」としてまとめている。このような観点からみると、第一、二病相期にみられた「気が強くて我慢強い、私を支える落ち着いた自己」と「気が弱くて、落ち着かない自己」といった人格の二重化（Persönsverdoppelung）は、患者に明瞭にみられた自己像幻視と同列の二重身体験に属するものであり、自己像幻視の感覚性が極度に減退したところの「二重心」であろう。

また石福[43,44]は、二重身体験においては、二重身の方が自分よりしっかりしていると報告する者が多く、二重身消褪の際には次第に自分という実像はその実像性を回復していくと述べている。このことは本症例にもあてはまる。「気が弱くて、落ち着かない自己」と「私を支える落ち着いた自己」といった二つの人格のなかで、後者の自己を自らの支えとしつつ、患者は怯えつつ過去へと遡ろうとする自己から、過去を遡ることを断念し現在にとどまろうとする自己へと移行していった。

時間的変容段階では自我極にみられる現在の過去化（＝退行）が優位であったが、空間的変容段階では対象極にみられる過去の現在化（＝幻覚）が優位であり、全体的に現在性すなわち空間性が優位になっていく過程と捉えられる。その意味で時間的変容よりも空間的変容の方が病理は軽度であるといえよう。

区切ること

症例の経過をみると「吐く」、「掃く」、「話す」、「離れる」、「出す」、「切る」、「区切る」等といった機能は重要な意味をもっていると考えられる。これらの機能は分離するという意味で共通しているが、自身の葛藤を「切り離す」こと、「吐き出す」こと、葛藤を内に保持しつつ「区切る」ことといった水準の差異があると考えられる。

解離性障害の身体症状には頭痛とともに消化器症状が高頻度に認められる。それは主に吐き気や下痢、腹痛などである。これらはヒステリー球と同様に身体内部に感じるある種の異物感に通じている。その意味で解離における体感の異常はあらためて見直されるべき領域と思われるが、その点については後の章で詳述したい。

第一病相期から患者は自身の手首を切傷している。患者は夫に「急には中のものは出せない」と言いつつ、次第に現在や過去の苦悩を切り離すのではなく、夫や治療者に吐き出すことによって症状が軽減していった。その病相期の最後に治療者に「頑張ってね。しっかりして」と背中を叩かれたことを気にして、一旦治療者から離れようとした。いまだ出す・話すという行為については不安が強く、治療の中断は過去を想起することに対する怯えと関連しているものと思われた。このような分離はまだ患者一人の試みであった。次第に患者は夫や治療者とともに「区切る」作業をすることになる。

第二病相期に治療者は夫と娘の近親姦的関係を「離す」という介入をした。夫は患者の姉と口論をし、実家と喧嘩別れをした。患者は母親から電話で「縁を切る」と言われ、その直後に手首を切っている。その翌日には部屋を何度も掃いたりしている。その後、白昼夢に悩まされた時期があったが、無縁仏の墓掃除を家族と一緒にしたりするなかで症状は次第に安定化していった。過去や実家との葛藤的関係を「切り離し」たり、「掃き出し」たりしながら、適切な距離を探っていた時期である。

第三病相期の手首自傷直後に治療者は「もうこれ以上出すのはやめなさい。もうじゅうぶんに出したと思う。現実と空想、現在と過去がごっちゃになっている。ふたつに一応の区切りをつけなさい」と介入した。つまり「吐き出す」ことから「区切る」ことへの移行を促した。「吐き出す」ことは自己から葛藤部分を分離して外に押しやることである。そのようにして吐き出された部分は翻って自己を圧倒する可能性がある。われわれは「吐き出し切れない」患者の苦悩を見据え、それを「区切る」方向へと患者を促す必要がある。「吐き出し切れない」苦悩や記憶は区切りながら自分自身が保持しなくてはならない。でなければ患者の中のどこかがそれを「飲み込む」ことを強要されるだろう。別の言葉で表現すれば、自分で「抱えきれない」苦悩は誰かが「抱え込む」ことを強要されるだろう。

また患者の回復の経過は、「切り離し」の段階から一人での「吐き出し」、さらには他者との共同作業としての「区切る」ことへの過程とも言えるだろう。性急な「吐き出し」の促しは患者の怯えを賦活させ、治療関係に齟齬をきたしたり、転換症状を招くことになりかねない。他者との共同作業のなかで、焦ることなく繰り返し区切ることは解離の治療にとって重要である。

家族という主題

患者の生育歴、病像の経過において一貫しているのは家族と自己との関係へのこだわりである。まず第一病相期において語られたのは姑への恨みの感情である。それは長男の出産の時に姑が優しくしてくれなかったという姑に対する怨恨の感情である。また幼少時、自分だけが家族の中で可愛がられることがなくいじめられていたこと、祖父や父親から嫌われていたこと、自分は母親と祖父との間に生まれた「生まれてこないほうがよかった」子どもではないかという苦悩が語られた。想起内容が事実であるかどうかは決定することはできなかった。第二病相期には夫と娘が性的関係にあるのではないかと訴えられた。そのことを第一病相期の直前に実家で言われたことを想起した。さらに郷里の実家での同胞からの性的悪戯、自分の出生の理由から父親から嫌われていたことなどが語られた。また第三病相では父親への強い怯え、家族からのけものにされていたことが再び語られた。

主題は近親姦と排除の怯えであった。このような主題の基底には自分は母親と祖父との間に生まれたのであり、家族とりわけ父親にとっては望まれなかった子ではなかったかという出生の怯えがある。それは家族成員の世代を越えた反倫理的な性的結合によって生まれたために、生まれてくるべきではなかった子として家族という場から排除されるという怯えである。それは自己の出自、起源に関する根源的不安であり、同一性を大きく揺るがす要因となっていた。

ここでは近親姦という「性愛の逸脱」が「場からの排除」を招いていることがわかる。「性愛の逸脱」とは母親と祖父の場違いな関係であり、そのことがその結果生まれた自分の存在の家族での場を居心地の悪いものにした。また同胞からの性的虐待もまた「性愛の逸脱」であり、そのこともまた彼女の場所を居心地の悪いものにしたであろう。また先の母親と祖父の「性愛の逸脱」は父親の家族での場に微妙な影響を与えることになった。そのため彼女は父親から嫌われていると怯えていた。

以上のような記憶がまさに現在の苦悩である夫と娘の近親姦的関係を目撃したことにより、かつての記憶がよみがえり発症に至っている。彼女は夫と娘の「性愛の逸脱」により家族という「場からの排除」を被ることになったが、このことは過去の複雑な思いと重なっている。彼女は「性愛の逸脱」により、現在の自分自身を、自分の娘と、祖父と場違いな関係をもったかつての母親と、そして性的虐待を受けた幼少時の自分自身と重ね合わせた。そしてさらに「場からの排除」ということではかつての父親と重ね合わせた。彼女の父親への怯えは、自分自身への怯えでもあったであろう。

そもそも「性愛の逸脱」は「場からの排除」と密接な関係にある。「性愛の逸脱」は家族や世間から排除され、あるいは隠蔽される傾向がある。それとともに「性愛の逸脱」はかつての父親や現在の患者のように、家族という場から排除される者を作り出す。つまり「性愛の逸脱」は逸脱した者にもその周辺の者にも、愛着関係、家族関係、共同体からの「場の排除」すなわち「居場所がない」という感覚を引き寄せるのである。解離性障害の成因として幼少時の性的外傷体験や虐待を指摘する報告は多い[9, 118]が、それらを「居場所のなさ」の観点から捉えなおすこともできよう。

すでに述べたように、夫は実際に長女と肉体関係を持っていたことが後に判明した。過去の記憶を掘り出そうとする夫の対応には、長女との関係を隠蔽し、実家での過去の出来事へと置き換えようとする欲望を読み取ることができよう。しかし、結局娘との関係の事実は露呈した。実家での性的外傷体験がどの程度のものであったかについて真偽のほどは結局分からないままであったが、少なくとも現在の患者の家族が抱えていた問題は明るみに出た。発症自体も夫と娘との関係が疑われ出したことが重要な契機となっていたことを考えると、症例の経過は単に過去の記憶のみではなく現在の状況が大きく影響していたと思われる。事実の判明によって一時的に家族崩壊の危機をきたしたが、病像はしだいに安定していった。

おわりに

朦朧状態や幻覚、二重身体験、転換症状など多彩な症状を呈した初診時三六歳のヒステリー症例（特定不能の解離性障害）を提示し、そこにみられた症状の構造と家族の主題について考察した。症状経過では、朦朧状態と覚醒状態の時間的分裂を主とする時間的変容段階から、白昼夢、幻視、二重身といった外界変容と自己の空間的分裂を主とする空間的変容段階へと移行し、次第に安定化していった過程が注目された。そこには自我極における「現在の過去化（＝退行）」と対象極における「過去の現在化（＝幻覚）」がみられた。時間的変容段階では前者が、空間的変容段階では後者が優位にみられた。回復過程では患者が葛藤を「吐き出し」つつ、次第に「区切る」構えへの変化が特徴的であった。また患者が常にこだわる家族の主題について検討し、「境界を越えようとする性愛性」と「性愛性の外部への排除」の観点から性的外傷による居場所の問題について論じた。

第2章　意識変容を呈した解離性障害の一症例
――解離性意識変容の主観的体験構造について

はじめに

解離の症候学についてはしばしば報告されてきたが、健忘や意識変容のためその主観的体験が想起されることが少なく、主観的体験についての報告は少なかったといえよう[126]。それまで解離やヒステリーに対する眼差しが観察者としてのそれであったことも原因のひとつであったろう。本章では意識変容が反復してみられた解離性障害の一例を提示し、そこにみられた解離性意識変容の主観的体験とその構造について考察する。

症例提示　初診時二五歳の女性

1．生育歴・現病歴

二人姉妹の長女。父親はうつ状態で治療歴がある。幼少時は外国で過ごしたが、小学校一年生の終わり頃に帰国した。周囲にいじめられ、なかなか友達ができなかったという。家族関係では特に問題はなかった。

高校三年の終わり頃から、嫌なことがあると身体から力が抜け、失神発作がみられるようになった。大学二年頃から失神発作がさらに頻繁に起こるようになった。頭痛、めまい、動悸が始まり、意識が朦朧としてくる。そして体の硬直、振戦、吐き気、過呼吸などの身体症状がみられ、そのうち崩れるように倒れるという。大学三、四年は特に不安定な時期で、朦朧状態、手首自傷行為、入眠時幻覚、複雑幻視、要素幻聴、健忘を残す極度の興奮がみられた。就職後一年間は比較的落ち着いていた時期であったが、二五歳の四月上旬、食事中に恋人と喧嘩して路上に飛び出そうとするなど衝動的で危険な行動（後に健忘を残す）が目立つようになったため、筆者が勤務する病院を受診し、四月下旬に入院した。

2．治療経過

入院当初から手指振戦、下肢痛、頭痛、関節痛など多彩な身体症状がみられた。「小さい頃から人に対する不信感がある。裏切られるんじゃないかと思って、相手の心の奥深くに入れない。よくいじめられたのでグループが嫌い。一対一だといい。だから男性に頼ろうとするんです。女の友人とは心から友達になれない」、「自分は傷つきやすい。見捨てられそうに感じると、怖くてこちらから断ち切ってしまう。自分の人生から抹消してしまう。だから最初から深入りしないんです」、「昔から金縛り体験があって、身体が動かず、目を開けるとお婆さんとかが立っていたり、いろいろな人の顔が見えたりしていた」という。物質乱用は否定。病棟では同世代の他患と活発に交流し、率先してグループをつくり行動していた。脳波は正常範囲内であり、てんかんは否定されている。

解離性障害が疑われ、心的外傷体験について問うと「大学二年の時、女の子と一緒に外国へ旅行した。その時に現地の男性に部屋に連れていかれナイフで脅されレイプされた。中絶手術を受け、ボーイフレンドとの関係は破綻した。以後、頻繁に倒れるようになった。嫌なことがあると発作に逃避するんです」、「小学校一年で帰国した頃、洋服や靴が皆と違うと言っていじめられたことを想い出す。小学校のときから同性の友人がいない」という。また生々しい悪夢を報告する。「入院前は人が死ぬ夢を毎日見ていた。血まみれでばらばらの夢。死体がうごめいて助けてと言っている。人が串刺しになっている夢とか。黒い影に襲われて、追いかけられる夢をみる。」

身体症状は次第に背景化したが、意識変容がみられることが多くなった。意識変容は注意集中や緊張がとけたときに起こりやすく、数分から数十分、長い場合には一―二時間程度持続する。

軽度の意識変容の場合は、視線が定まらず、ボーッとした表情になったり、思路の乱れによって気づかれる。その時の体験の言語化はある程度可能であり、そのうちにふっと意識が正常に戻る。たとえば面接中に次のように話がずれていき、意識変容へと移行する。「昔から人のことを馬鹿にしていた。作り事みたいにみえて。皆が操り人形のようで、社会に動かされている。皆おいしいものを食べに行ったりするじゃないですか。生まれたときから……」。ときに思路の乱れが著しくなり、まったく了解困難な言動がみられることもある。しかしこのようなときでも他者との表面上の対話はなんとか可能である。

意識変容の程度がひどくなると体験の言語化や周囲との意思疎通は困難になる。ときに興奮して攻撃性が強く表出される。過呼吸、失立失歩、脱力転倒などがみられることもある。たとえば面接中に急にふらふらした足どりで歩き出し、部屋を出ていく。過呼吸がみられ床にしゃがみこんでしまう。面接室に戻してもボーッと壁を見つめている。周囲の問いかけにも応じない。棚にあるものを取り出したり、引き出しを開けたりと動作にまとまりがない。そのうち頚や手が震えてガクガクする。ティッシュペーパーで涙を拭き、それにペンでしきりに何かを書こうとする。意識変容から回復する過程では、「私は今死んでいるんです。火星からきた宇宙人みたい。魂が飛んでいって抜け殻のよう」と言って、そのうちふーっと現実に戻り、疎通性が改善する。持続は約三〇分である。

以下に体験の言語化が可能な程度の意識変容の主観的体験を記載する。程度が顕著な場合は疎通困難、言語化困難、健忘などのために主観的体験は不明である。

「急に自分の状態が変わって自分じゃなくなる。自分で自分の状態をコントロールできなくなる。自分で人間なのかなぁと思う。自分が生きているのか死んでいるのかわからなくなる。人を見ていると自分だけが違和感があって怖い。死に対する不安がなくなって、自分がロボットみたいで、生きている感じがしない。」「現実感がない。モノが怖い。机も怖い。固まりだから、机がモノにしか見えない。普段は机なんです。」「物が遠のいていく。」「皆と話していても、ひとりでに皆が遠ざかる。」「周りが映画のセットみたいで作られた物のような気がする。」「人が一杯いると、自分一人だけが宙に浮いている感じになる。自分だけ違和感があって、周りが異常に気になる。自分だけが同じ血が流れていないロボットみたいになる。人が多いと怖くなる。顔も手足も口もムニョムニョ動いている感じで異様に感じる。何でこういう形をしているんだろうと思う。身近な人も何か変な物体が動いている感じ。急に人が物質的に見える。親と食事をしていた時でもフワーッと親が急に遠のいていく。自分には芯がない。中身が空洞。」「方向感覚がわからなくなる。割り勘のときにどうして二で割るのかとかわからなくなる。記憶力の低下があって、どんどん忘れてしまう。人が言っていることもわからない。頭に入らない。」

「ものが目の中に飛び込んで来る体験は高校生から大学生にかけてあった。手がばーっと飛び込んできて恐ろしい怪物みたい。ものが迫ってくる。うしろに目がついているようで……。誰かがうしろにいるようで恐い。人の気配がする。周りが怖いと思った時は音に敏感になる。水のポタポタ落ちる音が異常に大きく聞こえる。換気扇の音が怖いと走り回ったことがある。」「怖いときに部屋の隅に寄っていってカーテンの中に隠れる。隅っこにうずくまってカーテンで囲んで。親や人が恐いので近寄るなと言う。」

「頭の中の脳が震えるようで。心と体と頭がばらばら。何が何だかよくわからない。釣り糸のように頭が絡まっている感じ……。釣り糸みたいに透明じゃなくて、赤い毛細血管が……。言っていることがよくわからないですね。頭の半分が寝ていて、頭の半分がこんがらがっている。頭の中が混乱すると暴力的になったり、死にたくなってしまったりする。」「訳がわからなくなるほど不安や感情が湧き出る。ものがガーッと迫ってきて鮮明になる。いろんなことを思いついたり、想い出したりするため頭の中がパニック状態で混乱する。いろんなシーンがパッパッと出てきては消える。物を見ていると昔のことを全部連想して、バーッと噴水のように飛び出して頭の中が混乱する。言葉や場面が出てくる。昔の中絶のことや喧嘩して殴り合ったこと、罵った言葉とかバーッと出てくる。赤ん坊の声が聞こえて、死にたくなることもある。自分で考えようとしているんじゃなくて支離滅裂に浮かぶ。そんなときは血管をえぐり取ったり、包丁で手首を切り落としたりするとどうなるのかとか頭に浮かぶ。前だったらそこで過呼吸で倒れたり、髪の毛を抜いたり、カッターを手に突き刺したりしていた。感情のコントロールができないから体に痛みを与えるんです。」その他、身体浮遊感、皮膚感覚異常、呼名幻声、要素幻聴などの症状を認めた。

病院から自宅に外泊した日、妊娠中絶をさせた男性のことを想い出し「一生恨み呪い続けてやる」と言っていた。その夜、両親が「あんなに苦しむなら産めばよかったのに」と話しているのを聞いて、患者は両親に向かって「あんた、子どもを産めばよかったと言ったな。私が人殺しだから、ずーっと呪い続けていたのはあんたか。私は人を殺した。だから呪われている。人殺しは生きていてはいけないのだ」と怒鳴って台所に走り、包丁をつかもうとした。両親が制止しようとすると激しく泣き喚き、「私は人殺しだ。この世にいない方がいい」と叫んだ。興奮して外に飛び出そうとしたり、傘を振り上げたりした。家族や恋人の対応でなんとか落ち着き、翌日には前夜のことが嘘のように落ち着いていた。

七月上旬頃から状態が安定してきた。「物事や話の内容にのめりこめなくなった。いままでは絵を見るといつもそれに引き込まれてしまっていたけど、最近は絵を客観的に見られるようになった。前はものが眼の中に飛び込んできた。今は正気にかえったような気がする。前は喋っていても喋っている自分を見ている自分がいた。でも治りたくない。傷つきやすい方が感動しやすい。最近は創造力がなくなった感じ。治ってしまうと一人で生きていかなくちゃいけなくて、逃げ場がなくなってしまう」という。八月上旬には退院した。

退院後、しだいに落ち着き、表情も柔らかくなってきた。相変わらず他患との交流は活発で、よく連絡を取り合っていた。状態が落ち着いているため、九月中旬には強力精神安定剤（prochlorperazine 一五㎎／日）を中止した。すると中止一〇日目頃から興奮して、周囲が抑えるのが大変になった。所かまわずスプレーをまき散らしたり、物を投げたり、火をつけようとしたりする。父親が抑えようとすると「痴漢」「レイプ」と叫ぶ。ところがふっと我に返り、落ち着いた状態になる。後に健忘を残す。その頃には毎日のように血まみれの夢やレイプや中絶の夢を見ていたという。

ある日、外来にふらふらした足どりでやってくる。ボーッとしているかと思うと急に泣き出したりする。「昔のことがフラッシュバックする。自分が飛び込んで死のうとした道路を見て、ザーッと想い出して混乱した。いろんな想像が次から次へと湧いてくるので本も読めない。想像が見える感じ。非現実的なことなのにそれが本当のことのように感じる」という。精神安定剤の調整でこれらの症状は消褪した。その後、交際していた恋人から結婚を申し込まれ、結婚の日取りも決定したところすっかり元気になった。翌年の二六歳の二月には自ら服薬を中止し、六月には外来治療は終了した。

七月に予定通り挙式し、約一年間、幼少時に過ごした国へと夫と旅立った。旅行中はときに意識変容がみられたが、それも次第に少なくなっていったという。旅行の途中で四〇度近くの発熱が二―三週間持続し、そのときに死の恐怖を感じたという。以来周囲に対して「死んではいけない。死を軽んじてはいけない」と主張するようになった。一年後に帰国し、夫の両親と同居するようになったが、その頃に数回にわたって倒れることがあった。概して嫌なことに直面したり、やることがなかったりすると発作が出現する傾向がある。しかし帰国後一年たった頃から症状の出現はほとんどなく、ここ数年間は安定した状態にある。脳波、頭部ＣＴ、血算生化学などの諸検査では異常はなかった。

解離性意識変容の概要

本症例では入院当初に多彩な身体症状がみられたが、それらは比較的早期に消褪し、主たる病像は朦朧状態を代表とする意識変容（Bewusstseinsveränderung）であった。脳波異常は認められず、解離性障害（「特定不能の解離性障害」）と診断された。一般に意識変容では意識の焦点が意識野の中心から周辺へと移動し、さらに不安、恐怖、困惑、幻視、幻聴、妄想様観念、興奮などの認知行動面での障害がみられるといわれる。本症例では意識の狭窄がみられ、起始と終了が比較的はっきりとしており、その点で朦朧状態が前景にあった。

本症例の意識変容は興奮の程度から軽度、中等度、重度に分けることができる。後で取り上げる空間的変容の症候学を援用すれば、それぞれ離隔、過敏、錯乱にほぼ相当する。ただしこれはあくまで興奮の程度によって分けたものであり、意識変容の重症度によるものではない。

軽度の意識変容の場合、発作中の主観的体験の言語化は可能であり、発作中の体験についての健忘は目立たなかった。発作中の主観的体験は離人症状に類似している。そのとき周囲の対象は遠ざかったり、逆に迫ってくるように感じられたりする。外界の事物は異様なモノとなり、自分は心と体がバラバラになって、まとまりがなく、生きているのか死んでいるのかわからないという。周囲の事物や自己自身は変容し、異様さ、不気味さや恐怖をもつことが特徴的である。発作の持続時間は数分から数十分であることが多いが、ときに数秒単位で意識変容が起こっていることもある。「(奇妙な体験について述べた後で)……言っていることがよくわからないですね。でもたまに正気に返るんです。今は普通に喋っているんです。普通の時は普通に喋る。……今は自分の言っていることが正しいかどうかわからない」という表現には短期間の意識変容の挿間を思わせる。軽度の思考促迫（Gedankendrangen）や表象促迫とも言える症状を伴うことがある。

中等度になると不安・恐怖はさらに亢進し、周囲に敏感で圧倒されるようになる。「手とかがばーっと飛び込んできて恐ろしい怪物みたい。ものが迫ってくる。うしろに目がついているようで……。誰かがうしろにいるようで恐い。人の気配がする。周りが怖いと思った時は音に敏感になる」周囲の知覚や気配に過敏な状態がみられることもある。過呼吸や失立失歩などの他に脈絡を欠いた言動などがみられるが、行動面ではまだ大きな障害はみられない。発作期間中の体験についての言語化はある程度可能であるが、後に若干の健忘を残すことが多い。持続時間は数十分から数時間に及ぶ。

意識変容が重度になると不安、恐怖、攻撃性、興奮がいっそう高まった錯乱状態を呈する。周囲がそれを制止しようとしても強い抵抗を示す[73]。持続は長くても数時間であり、翌日まで持続することはなかった。この状態はときに飲酒によって誘発される。発作後は完全健忘を残すことが多い。

解離性意識変容の主観的体験

ここでは解離性意識変容における主観的体験について検討する。豊富に言語化されたのは意識変容の軽度から中等度にかけての体験であり、重度の主観的体験については言語化困難と解離性健忘のため体験の把握は困難であった。ここでは遠隔化と近接化を中心にしてまとめる。

①遠隔化

遠隔化では離人症に類似した症状が多彩にみられた。知覚で特徴的なのは「親と食事していたら親が急に遠のいていく」、「皆と話していても、ひとりでに皆が遠ざかる」、「物が遠のいていく」などの「遠ざかり」の訴えである。物が実際よりも遠くに見える遠隔視（teleopsia）や小さく見える小視症（micropsia）などは遠隔化に含まれる。壁が遠ざかって部屋が大きくなったと感じることもあり、その際には同時に自分の身体が小さくなるといった感覚を伴いやすい。感覚鈍麻や感覚脱失などは身体感覚の遠隔化ともいえよう。

表象における遠隔化とは表象がその像をぼんやりとしか結べないことを意味する。たとえば「記憶が遠ざかる」とか「意識が遠のいていく」などといった表現にもみられるように、健忘、同一性感覚の障害、思考の不全感、意識消失など表象が関与する幅広い領域において症状化する。表象をある程度保持しうるということは思考に限らず、あらゆる意識活動において不可欠である。このような事態を患者は「表面的に流れてしまう。芯がない。真実がない。中身が空洞」と表現している。初期統合失調症でいうところの即時記憶の障害、即時理解の障害などもこの系列に属する。

安永[172、174]は離人症の中核症状として「奇異な疎隔ないしは裂隙の感覚」をあげ、実感空間の端と、裂隙を隔てて外部に逸走した形骸だけの対象図式の分裂を指摘している。ここでは対象が遠ざかるという「逸走」的側面を考慮して、意識変容における遠隔化と表現する。ただし解離では安永のいう「疎隔」「裂隙」は明瞭ではなく、同じ離人症でも差異があることには注意すべきである。解離では実感空間と対象図式の分裂ははっきりせず，ともに遠ざかるという印象がある。

②近接化

近接化とは普段注意をあまり向けることのない意識の周辺に位置している外界の知覚，表象（記憶表象を含む），体感などが過剰なイメージや実感を伴って主体に迫ってくる体験である。対象性をもつものがすべて自分を圧倒するものとして迫ってくるため，不安，恐怖，緊張，困惑を強く感じる。周囲の物が自分に向かって圧迫してくるとか，壁が自分に迫って来て部屋が小さくなったと感じることもある。また物が大きく見える大視症（macropsia），物が近くに見える近接視（pelopsia），床や壁が盛り上がったりするなど物体が歪んだり，変形して見える変形視（metamorphopsia）もある。天井や壁が自分の方へと迫ってきて，それとともに自分の体が大きくなるなどの身体変容体験などもある。中安のいう初期症状にみられる気付き亢進と現象的に共通するところがある。

表象にみられる近接化については，過去の記憶の圧倒的な立ち現れであるフラッシュバックや思考促迫などが代表的な症状である。表象活動が活発になり，頭の中でひしめくように感じられる。思考促迫は頭の中に考えやイメージがまとまりなく次から次へと湧き出るように出てきて，「頭の中が騒がしい」とか「頭の中がうるさい」などと訴えられる体験である。これらの体験は従来統合失調症の初期段階にみられるとの指摘が多かったが，同様の体験は解離の病態でもみられる。

本症例では「人間が怖い。人間が気持ち悪い。異様に感じる」などという「人が怖い」体験，実体的意識性（「誰かが後にいるようで怖い」，「人の気配を感じる」），聴覚過敏，思考促迫，表象促迫などに加え，「脳が震える」とか「釣り糸」「赤い毛細血管」などと表現される頭部の体感異常，さらに「蛆虫がわいてくるようで足がむずむずする」という四肢の体感異常などがみられている。過呼吸の背景にある空間の閉塞感，圧迫感もまたこのような観点から捉えることもできよう。

すでに安永はこのような「近接化」という事態の一部を、離人症にみられる「奇妙な実体感覚の出現」や「逆説的な異常接近感覚」として指摘している。[172、174]「奇妙な実体感覚の出現」は体験空間の一定範囲までを包むようにして異様な形で出現する実体性の感覚であり、本症例では頭部の異常体感にみられる。解離における異常体感は臨床では比較的みられるにもかかわらず、従来ほとんど取り上げられてこなかった領域である。「逆説的な異常接近感覚」は二つの現象に区別されている。ひとつは「ものがぐーっと迫ってみえる」体験で、疎隔に対して継時的、交代的な現象であり、発作性、一過性に起こることが多く、軽い恐怖感があるという。本症例では「ものががーっと迫ってきて鮮明になる」と述べている。さらにひとつは「目に映るものにとびこまれる感じ」、「ものが目の中に飛び込んできた。こういう体験は高校生から大学生にかけてからある。手とかがばーっと飛び込んできて恐ろしい怪物みたい」、「ものが異様に細部まで見える感じ」などと表現される体験であり、「被侵入、防衛線被突破」の感覚を示している。この体験は外界の疎隔に対して同時的、共存的な現象とされる。本症例ではこの二種の「逆説的な異常接近感覚」は現象的に区別困難であった。「逆説的な異常接近感覚」は安永が離人症の特殊性格としてあげた「自我収縮」効果や「代償近接」効果[168、175]と密接な関連がある。これは本来の日常的な自己所属感のある空間が、逸走面と切りはなされて縮みこむような感覚であり、たとえば、自我が外界に対して居すくむような感じであったり、外界知覚に「とびこまれるような」被刺戟性の感じであったりするという。これら安永の離人症に関する指摘は本症例にも当てはまるが、安永の離人症理論は意識障害のない統合失調症と密接な関連を有しており、彼は意識変容と関連する離人症症状を「離人症様症状」として区別していることには注意すべきである。

解離性意識変容の構造特性

軽度の意識変容では離人症状に類似した体験が主であるが、それは感覚が鈍くなったように感じられ、現実の対象は遠ざかり、対象との間に空白がもたらされる事態である。現実世界との接触は希薄となり、現実からの逃避のニュアンンスをもつこともある。しばしばみられる放心という状態はこのような状態を意味している。それはまた自身の体験意識に空白が生じる事態であり、意識が遠くなるように感じられる。また表象も全体的に遠ざかるため、種々の思考障害がみられ、記憶表象は忘却という形式をとりやすい。

このような現実からの遊離は一種の眠り、とりわけ入眠時と類似した状態であると言え、身体は弛緩する方向に向かう。遠隔化を主とする意識変容は、気を抜いた時間や考え事をやめたときに起こりがちであり、神経を集中しているときには起こらない。このような緊張の後に続く弛緩は意識変容を引き起こす契機となる。それはまた身体浮遊感、ヒステリー性昏迷、失神発作、脱力状態、朦朧状態へと通じる経路である。

以上のような遠隔化を背景にして近接化という事態が現れる。近接化とは対象が迫ってくるような感覚とともに、感覚刺激や種々の表象が過剰なイメージをともなって主体を圧倒する事態である。それは現実の対象にまとわりついていた幻想的要素・イメージの湧出であり、それらの主体への圧倒であり、外界の相貌化（Physiogromisierung）である。意識の背景にあった表象や幻想は引き寄せられ、自生的に湧き立つかのようである。「物を見ていると昔のこととかを全部連想してばーっと想い出して、頭の中がパニック状態になる」、「時計とかを見るとそれにまつわる話がばーっと出てくる」と患者は訴えている。遠隔化という現実との接触の減弱（眠りに例えられる）を背景にして、形象界が類似の形象界をひき寄せる夢のように、次から次へと幻想・表象は湧き上がる。このような体験は思考促迫ないしは表象促迫に相当する。[71]

夢が眠りの中の覚醒であるならば、近接化とは遠隔化を背景にした過覚醒と表現できよう。症例の睡眠もまた生々しく不気味な悪夢に満ちていた。忘却されていた過去の記憶はあたかも現実であるかのごとく主体を圧倒してよみがえる。過去は現在のごとく立ち現れ、それと同時に自身は過去へと退行する。[126]身体は緊張し、体感は湧き立ち異常体感へと向かう。情動は緊張感をともなった興奮、攻撃、自責、絶望、熱狂、恐怖、願望によって彩られる。患者はそれが一種の幻想であることを微かに知っているのか、覚醒を求めて幻想からの脱出を図るかのように自傷行為へと衝動的に走る。

表1　遠隔化と近接化（柴山，2000を一部改変）

〈遠隔化〉	〈近接化〉
遠ざかり	接近
疎隔化	相貌化
感覚鈍麻	感覚過敏
ねむり	悪夢
弛緩	緊張
虚脱	熱狂
忘却	想起
放心	没入
分離	融合
困惑	恐怖
昏迷	興奮

表2　解離に至るプロセス

現実からの疎外
↓
幻想への没入
↓
幻滅
↓
解離の病態

以上の主観的体験構造について、表1にまとめて示しておく。解離性意識変容は遠隔化と近接化の両極的構造によって特徴づけられ、遠隔化から近接化に向かうにつれて、行動全体はまとまりを欠き、衝動的行動がみられることが多い。

ここで臨床経過について若干ふれておきたい。彼女は幼少時から周囲世界に馴染めず疎外意識をもっていたが、それを打ち消すかのように芸術創作に没頭していた。しかし創作活動がうまくいかなくなるたびに、彼女は失神発作を起こすようになった。そこには「現実からの疎外↓幻想への没入↓幻滅↓失神発作」という図式がみられる。青年期における性愛的二者関係は彼女の疎外意識を癒すものと期待されたが、レイプ事件によってこのような異性に対する救済願望は、かつて抱いた他者に対する怯えに短絡的に結びつくことになった。このように癒される居場所を失った彼女はしだいに解離の病理へと向かった（表2参照）。

当初、主題化されず断片化していた朦朧状態は、治療経過のなかで次第にレイプとそれにまつわる人工中絶という外傷体験の色彩を色濃くしていった。恋人も家族も彼女の心の傷と苦悩を理解していった。最終的に彼女は自分を辛抱強く支えてくれた恋人と結婚するに至り、大きく安定した。そして夫とともにかつて育った地へと赴いた。そこで高熱を出して死の恐怖を経験したことを契機に、生きたいという意志を強く持つに至った。生まれた土地と夫によって包まれるなかで、彼女は失った居場所を再度見いだすとともに、心の傷を癒すことができたのであろう。

解離性意識変容の症候学的周辺

以上のような解離性意識変容に類似した病態としては、初期統合失調症、てんかんの精神発作、知覚変容発作、不思議の国のアリス症候群などがあげられる。

本症例では、自生思考、自生記憶想起、自生空想表象、視覚性気付き亢進、漠とした被注察感ないし実体的意識性、聴覚の強度増大ないし質的変容、視覚の強度増大ないし質的変容、非実在と判断される複雑幻視、皮膚感覚異常、身体動揺・浮遊感、体感異常、離人症、即時理解ないし即時判断、即時記憶の障害など、初期統合失調症症状[91]を疑わせる症状が多彩にみられた。

武井ら[149]は、不安・緊張感、知覚過敏、仮性幻覚ないし自生体験、被注察感、実体的意識性がみられた側頭葉てんかんの精神発作と統合失調症の初期状態との症候学的類似性を指摘し、それらの比較、検討をしている。

知覚変容発作[160、166、167]は主に統合失調症の回復過程あるいは慢性状態における挿間的例外状態の一群であるが、薬物療法中の躁うつ病にみられたという報告[41]もある。これについては渡辺の総説[160]が参考になる。この発作は周囲が迫ってくるという被圧迫感や物体が鮮明に見える体験を主として、視覚過敏、聴覚過敏、思路の混乱、雑念の湧出、分身体験、背後の人影体験、大（小）視症、体感異常、身体浮遊感、視野狭窄感、遠近感のとれなさなどの症状を呈し、離人症状を随伴することも多いとされる[167]。

不思議の国のアリス症候群は、身体像の奇妙な変形、視界に映ずる物体の大きさ、距離、位置に関する錯覚的誤認、身体の浮揚感、時間感覚の異常などを主症状とする症候群である[105]。この症候群を引き起こす病態、疾患としては、片頭痛、てんかん、大脳の局在病変、幻覚剤の中毒、熱性せん妄、催眠状態、精神分裂病などがあげられるが、解離性障害でもしばしば認められる。

これら初期統合失調症、てんかんの精神発作、知覚変容発作、不思議の国のアリス症候群はそれぞれ背景となっている病態、疾患は異なっており、自我違和的か否か、発作性の有無などの違いはあるものの、ここでとりあげた遠隔化や近接化と症候学的に類似している。したがって、これらの症状がみられた場合、ここで取り上げた病態を念頭に、慎重に診断しなければならない。その際、心的外傷や生育歴に注意すること、解離の可能性やその重畳を検討すること、脳波異常や意識障害を疑うこと、薬物の影響に注意を払うことなどが診断的にも治療的にも重要である。

第3章　失恋を契機に発症した全生活史健忘の一女性症例
――「切り離し」からみた全生活史健忘の病理

はじめに

ここで報告する症例は、異性対象からの一方的な別れ話を契機に発症した全生活史健忘の二一歳女性例である。近年、異性からの別れ話を契機に全生活史健忘を呈した症例はしばしば報告されており、本邦では本症例を含めて六例の報告がある。(97、109、145、158)

ここで紹介する全生活史健忘の症例は、家族の病理、引きこもりの傾向、自傷行為、人格の分裂などが特徴的であり、解離性障害の現代型とでも表現できる症例である。本章では全生活史健忘のいわば現代型の一例を提示し、家族関係、異性関係、外傷体験を中心に検討する。さらに防衛としての「切り離し」に注目し、全生活史健忘の病態構造について若干の考察をする。

症例提示　A子　初診時二一歳の女性

1．家族歴・生育歴

A子の父親は自営業を営んでおり、性格は頑固で、自分の価値観を人に強要するところがあるという。時に暴力を奮い、相手を押さえ付けることがあった。彼は幼少時に養子として育てられたという。母親は優しいところもあるが、一方で勝気で感情的である。両親の間は昔から喧嘩が絶えなかった。四歳年上の兄がいる。A子は淋しがりやで動物好きである一方、頑固で強情なところがあった。

高校二年のときにタレントにならないかと男の人に声をかけられ、話を聞きに行ったところその男性に一方的かつ暴力的に性的行為を強要された。その頃は友人関係での悩みも重なり、一カ月ほど布団をかぶって自室に閉じこもっていた。母親によると、学校でのいじめがあったというが詳細は不明である。以後学校へはまったく行かず、結局高校は二年で中退した。

その後、家でぶらぶらする生活であったが、一八歳頃に「甘えちゃうから自立したい」といって一人暮らしを始めた。生活費はアルバイトで稼いでいたが、時々父親にお金を無心していた。A子が一人暮らしを始めて一年後、両親は金銭的トラブルを契機に別居した。A子は両親の顔色を窺いながら、どちらに味方することもなく生活していたという。

2. 現病歴

二二歳の春頃、A子はBと知り合い、交際するようになった。その年の秋、兄は永年患っていた腎疾患の悪化のため、母親からの腎臓移植手術を受けた。そのためA子は家族の身の周りの世話で多忙な日々が続いた。

一二月一四日、交際していたBから突然電話で、「一人になりたいから別れてくれ」と別れ話があった。A子はBに「あなたを失ったら、私は生きていけない」と訴えた。そのときのA子の様子がおかしかったため、翌日Bが心配してA子の部屋を訪ねると、A子は「あなたは誰？　何か用ですか。用がないなら帰ってよ」と応対した。手首には自傷した跡があった。一六日に勤務先の同僚が心配して電話をしたが、「失礼ですけど、どちら様ですか」と言うのみであった。心配した同僚が父親を連れてきてA子に会わせたが、父親や友人のこともわからない様子であった。翌一七日、心配した母親が自分の部屋にA子を連れてきたが、A子は母親のこともわからず、他人行儀に「お邪魔します」と言って部屋にあがった。一二月一八日、母親とともに著者の外来を受診した。

3．治療経過

外来診察室では、治療者の問いかけにも反応することは少なく、寡黙な状態であった。断片的に「……家族が一カ月前にどこかへ行っちゃった。……飼っていた犬も死んじゃった」、「B君は一カ月前にどこかに行っちゃった。……会いたい。……捜しに行く」と述べた。自分の名前、職業、生年月日、家族の名前や顔も想起できなかった。Bの名前だけは憶えていたが、顔は「わからない」と答えた。簡単な計算も不能であった。瞬きもせずボーッとした表情で言葉少なく、幾分退行した話し方が目立った。手首には数本の浅い自傷痕がみられた。

入院治療をすすめたが、A子は「入院したくない。……B君を捜しに行く……」と言って入院を渋った。しかし「……B君に会わせてくれる?」というA子の問いかけに、治療者が「必ず会わせてあげる」と答えると、こっくり頷いて「……じゃあ入院する」と入院を承諾した。即日入院となった。ベッドでぐったりと横になり、涙をうっすらと浮かべていた。素直な態度で拒絶的なところはなかった。少量の精神安定剤の服薬を開始した。

入院三日後、「家族もB君もいなくなっちゃった。……大事なものは全部失くしちゃった。……ひとりになっちゃった。皆に連絡してもいないし、連絡もこない」と言う。昔のことで思い出すことはないかという質問に、昔飼っていた犬の名前（タロ）を想起し、涙を流したのが印象的であった。この時の面接では、両親が頻繁に喧嘩することが嫌で、二年前から一人暮らしをしていることや自室の様子などを断片的に思い出している。ある時、手にハサミをもっているので問いかけると、「B君に会いたい。会えないくらいなら死んじゃいたい。……タロは死んじゃった。自分も死んでタロに会いたい……」と言う。また「皆が離れていってしまう恐い夢」を毎晩みると言う。吐き気、食欲不振のためにぐったりしていた。自室ではぬいぐるみを抱いて、壁に向かってじっとしていることが多く、相手の顔を見て話すことはほとんどなかった。

一二月二八日、妊娠反応陽性の結果がでる。服薬はすべて中止した。治療者は妊娠の可能性があることをA子に伝えた。A子は生理が予定日から二週間遅れていること、妊娠であるとすれば胎児の父親はBであることを語った。A子は動揺することなく、「子どもが欲しいの。……育てていける。B君に会わせて。話がしたい。……顔がみたい。……いなくなっちゃったからその訳を聞きたい。いつになったら会えるの？」と訴えた。母親は妊娠中絶を強く希望したが、治療者は患者本人の意志が大事だと伝えた。

年末は母親とともに自宅に外泊した。家では急に泣きだしたり、胸が息苦しいと訴えたりすることがあったが、母親の対応により鎮まった。翌年の一月四日、ボーッとした表情で反応は鈍く、全体的には入院時と不変の状態であった。治療者が夢について尋ねると、「何かB君に嫌われちゃう夢をみた」と述べた。

その日の夕方、Bとの面会を許可した。Bに会ってもA子はむすっとした表情で、ほとんどBに視線を向けずに「……憶えていない」と言う。しばらくBと話をしているうちに明るい表情になって笑ったりすることもあった。そして「……あなたは私にとって何？……友達？」とA子はBに向かって聞いた。Bは「そうだよ。友達かな」と答えた。するとA子は「……私のB君は友達じゃない。B君は私のことを好きなんだから、あなたはB君じゃない。B君は優しいもの」と言って暗い表情になった。その後で看護婦に「B君だけど……B君じゃない」と洩らしている。BはA子が以前からBの子どもを欲しいと言っていたこと、両親のどちらにつくこともできず悩んでいたことなどを語った。それまでA子は人に視線を合わせることはほとんどなかったが、その頃から徐々に視線を合わせるようになった。五日、産婦人科を受診し、妊娠八週と診断された。

一月六日、歩いている時に転倒し尻もちをついた。そのときに病院の名前が眼に入り、「どうしてここにいるのかなぁ」と思った。その後、入浴中に突然記憶がほぼ回復したという。あたかも憶えているのが当然であるといった態度であり、それまでの様子とまったく異なっていた。しかし、Bとの別れ話や入院中の生活については想起できなかった。治療者や看護師の顔もすっかり忘れていた。しっかりとした表情で、動作や喋り方も機敏で、話をする際にもきちんと視線を合わせる自然な態度になった。訪ねてきたBに向かって、「あなたどうしてここに来たの？」（B「毎日来ていたよ」）「えっ、そうなの。昨日来たの？　今日何日なの？　えっ、もう一月なの？　私どうして病院にいるの？　どっか悪いの？」「どうしてお腹がはっているのかしら」と語った。

再度治療者のほうから妊娠について説明した。Ａ子はびっくりした様子だった。「Ｂ君が産むなと言ったら考えちゃうけど、そうでなかったらぜひ産みたい」と答えた。しかし、母親と相談し、結局出産は断念したという。その頃から不機嫌でそっけない態度が目立つようになった。「なぜかイライラする。働きたいから早く退院したい。病院にいると頭がおかしくなっちゃう」と訴えた。父親との面接からは、両親の関係は修復しがたいものであること、別居の契機となった金銭上のトラブルには母親の不倫問題が絡んでいたことが示唆された。父親の印象は、自らの信念をもって努力するが、それを周囲に強要するところがあると思われた。

Ａ子は外泊中に、記憶がなくなった原因を知ろうとして、友人やＢにそのことを直接尋ねた。Ｂが別れ話のことを話すとＡ子はそのことを想起した。しかし、入院中のことに関しては想起できなかった。結局、外泊中に人工妊娠中絶を受けた。

面接でＡ子は「家族は皆私を頼ろうとしていた。それから逃げたかった。押しつけられるのが嫌。一人になりたかった」、「結局Ｂ君との交際については、私がＢ君のペースに合わせていくことになった。別れるよりはいいかなと思う。急に別れ話になってびっくりしちゃった」と語っている。治療者はいましばらくの入院を勧めたが、本人の退院の希望が強く、一月二二日に退院となった。記憶回復までの経過は約三週間であった。血液生化学的検査、頭部ＣＴ、脳波検査などで異常を示唆する所見はみられなかった。

外来通院では多くを語るようになった。「両親は喧嘩することが多かった。父は誰の意見も受け入れない。母は頑固で謝らない。私は両親が喧嘩しないように機嫌をとったりしていた。家では甘えが許されなかった。家族に相談をしても、そんなことで悩んでいるんじゃないと怒られてしまう。家族はお金でつながっていただけだと思う。両親に気をつかうのが嫌で、一八歳のときに家を出た。自分ひとりの部屋が欲しかった」、「家族に愛情を求められないから、つねに自分のことを心配して、私だけに関心を向けてくれる特定の人が欲しかった。そういう人に嫌われると、全部失ってしまったような気分になる。自分に意見してくれるような、思い通りにならない人に私はくっついていってしまう。ひとりでもやっていける自分にしてくれそうな、自分を強くしてくれる人を求めている。B君に対しては好きとかの感情というより、孤独から抜け出したいという気持ちが強かった。つねに求めているのは肉親的なつながりです。B君の家族はとても暖かい家族で私は羨ましかった。私の家族は私を見守ってくれるというより、もめあいの間で私を利用する感じ。母親は自分の孤独を癒すために子どもを求めている。私はなんでも間にいる。どっちにもつけず、すべての選択の間にいる。自分の核が欲しい。子どもは生きがいになりそうだったから、私はB君の子どもが欲しかった。」三月になって外来通院は途絶えた。

同年七月二二日、再び記憶がなくなったと兄に連れられて、著者の外来を受診した。兄の述べる経過は以下の通りだった。A子はアルバイト先の男性Cと交際していたが、七月六日の夜、自分のアパートでCに妊娠の事実を告げ、「子どもを産みたい」と言った。彼が「お金がない」と答えると、A子はくるりと後を向いて、急に様子がおかしくなった。その時の状態は、自分の名前の記憶はあったが家族のことはぼんやりと記憶していただけだった。兄はCからの連絡を受け、A子を実家に引き取った。

家人が問いかけても返事もせずに布団にもぐりこみ、自分の殻に閉じこもる状態であった。Cは心配して毎日訪ねてきたが、彼のことは「散歩に連れていってくれる親切な人」と捉えていた。Cが帰るときには「帰らないで」と泣いて駄々をこねることもあったという。七月一二日に地元の産婦人科で妊娠中絶をした。その後、兄が些細なことで怒鳴ったのを契機に、A子は「自分の部屋に帰る」と言い張り、結局しばらくの間CがA子の部屋で面倒をみることになった。七月一九日、Cが妊娠中絶の事実を告げるとA子は興奮して泣き出した。中絶の記憶がない様子だった。その日の夜、A子は兄に「一人になっちゃった」と電話し、再び実家に戻った。

七月二一日の夜、寝ていたA子は急に起きて、歯を磨きだした。そして、ふらふらした足どりで兄の前に座り込んで「ここは何処?」と言う。その時から自分の名前や家族についての記憶を完全に喪失したという。

翌二二日の外来診察では、初回面接と同様の状態であり、ぼんやりした表情で、周囲に対する反応性に乏しく、治療者の問いかけにもほとんど応じなかった。

治療者「悲しいことがあったの？」うなずく。「とても悲しいことなの？」大きくうなずく。「何か失くしたの？」横を向いてうなずく。「赤ちゃん失くしたの？」無言。「好きな人？」うなずく。「彼の名前覚えている？」首をふって泣きはじめる。

その日の夜は柱に頭をぶつけたり、急に訳もなく笑いだしたりすることがあった。しかし、布団に入っていたときに突然すべての記憶が回復した。しかし妊娠のことでＣと相談していたこと、妊娠中絶のこと、昼間の外来診察のことなどの記憶はなかった。

翌朝、「仕事のことが気になる」、「誰とも接触したくない」、「一人でいたい」と言って自分のアパートに戻った。記憶回復までの期間は一六日間であった。治療者は外来面接の継続をすすめたが、治療はそこで再び中断した。

心的外傷と家族

大矢[109]は全生活史健忘を臨床経過の差異から単純経過型と不安定経過型に分け、不安定経過型は複雑な経過をとり、患者の精神内界に両価的色彩の濃い葛藤がみられ、家族関係は希薄で、自殺との関連が密接であり、治療面において積極的な介入や配慮を必要とするといった特徴があるとしている。異性からの別れ話から発症した本邦の六症例（本症例も含む）はすべて不安定経過型であり、一七歳から二二歳までの女性例である。五例において両親は別居あるいは離婚しており、一例では父親による性的外傷体験が強く疑われている。思春期における不登校は四例にみられた。四例に手首自傷行為が、一例に服薬自殺企図がみられた。五例に突然の気分変化、人格の分裂などが認められた。また意識消失は五例にみられている。全生活史健忘に限らず、解離性同一性障害、離人症性障害などにおいても近年はかつての病像から変化しているものと思われる。

本症例の全生活史健忘のエピソードは二回とも恋人との関係の破綻を契機に始まっている。一回目の発症はBから電話で別れ話があった時である。二回目はCから出産の費用がないと告げられたとき、さらに彼から妊娠中絶の事実を告げられたときである。これらはともにA子にとって、一方的に異性から裏切られたという体験であった。

A子は恋人の子どもを産みたいという願望をもっており、健忘発症前には二回とも妊娠していた。したがって相手との関係の破綻は、A子、子ども、恋人といった三者の結合への願望、すなわち「肉親的なつながり」を形成したいという思いが挫折したことを意味していた。A子は次のように述べていた。「B君に対しては好きとかの感情というより、孤独から抜け出したい気持ちが強い。つねに求めているのは肉親的なつながりです。B君の家族はとても暖かい家族で私は羨ましかった。」一人で生活するA子にとって、失われた家族の「肉親的なつながり」を再度獲得したいという思いが重要であった。

通常、家族という場は情緒性と規範性の絶妙なバランスによって成立しており、それによって「肉親的なつながり」が形成される。ここでいう情緒性とは分離を癒す愛着的関係である。それは「甘え」[20]とも関連している。情緒性は家族成員の孤独を癒すといった面をもつが、一方では彼らを馴れ親しんだ内に閉ざすといった危険性をもつ。それに対して規範性とは「〜してはいけない」、「〜すべきだ」といった倫理・法的機能を持っている。それは家族成員を彼らが馴染まない外へと導く可能性を与えるが、一方で彼らに分離の結果としての孤独感を与える。人は情緒性と規範性がほどよく機能する家族という場で共同性を体験しながら、思春期に家族の外部にある共同体へと眼を向ける。共同体としての家族は内部を保護するという機能と、外部への媒介者という二重の機能を持っている。

A子の育った家族に眼を向けてみよう。父親は幼少時に養子に出され、養母に育てられた。以来人に甘えることなく一生懸命働いた。彼は頑固で、自分の価値観を周囲に押しつけ、ときに家族に暴力をふるった。そこには自己を規範として家族を統治・支配するといった自己中心的な規範性があった。また母親はやさしいところもあるが、感情的になりやすく、勝ち気で謝ることを滅多にしない性格であった。A子によれば、「母親は自分の孤独を癒すために子どもを求めている」という。すなわち母親には自己中心的な情緒性が窺われる。また「私の家族は私を見守ってくれるというよりも、もめあいの間で私を利用する感じ」と語っている。このようにみると、A子の育った家族には「肉親的なつながり」が欠けており、自己中心的な規範性と情緒性の対立的構造がみられた。このことはA子の心に他者の自己中心性によって裏切られるという怯えを植え付けたものと思われる。また病弱な兄と母親との関係にある種の疎外感や「居場所のなさ」を感じていたと推察される。

さらに見逃すことができないのは高校生の時のレイプ事件である。異性対象が自らの欲望のために一転して彼女を裏切ったのである。「愛されたい」という欲望が他者の自己中心的な欲望によって裏切られ挫折するという体験は、家族内の苦悩と重なっている。それゆえに異性他者の一方的な裏切りはいっそう彼女の心を傷つけたと考えられる。

不幸にもこのような傷は周囲によって癒されることなく、A子はひとりでそれを背負いこまなくてはならなかった。一般に、ひとりで抱え込むことができないほどの外傷を、孤独の中でひとりで抱え込まなくてはならない状況が解離を準備する心的外傷体験になると考えられる。性的外傷体験はその点でもっとも際立っている。

性的外傷体験についてA子は「それほどたいしたことじゃない」と述べている。しかし、それに続いて自室への閉じこもり、不登校、退学などがみられている。一八歳のときには「一人になりたい」といって一人暮らしをするようになった。また健忘状態での心を閉ざした態度や布団へのもぐり込み、外来診察をすぐに中断してしまうこと、記憶が回復すると「誰とも接触したくない。一人でいたい」といってすぐに自分の部屋へ戻ってしまうなどといった行動が注目される。このように彼女はさまざまな形で葛藤にふれる対象や現実に対して遠く距離をとり、自分ひとりの世界に引きこもる傾向を示していた。

このような他者との関係を回避し、そこから引きこもる態度は性的外傷体験を契機により顕著にみられるようになった。そこには他者一般に対する不信感の現れを窺うこともできる。孤独な魂は自らを包むものを求める。一人暮らしの部屋はそのひとつである。交代人格が外傷記憶を抱え込んでひっそりとそれぞれの部屋の中にいることも、このことと関連している。

ところで距離をとって引きこもるといった他者との関係回避は自分を守護するとともに、一方では主体に空虚の意識をもたらす。一八歳になってA子は家族から距離をとり、一人暮らしを始めた。彼女の心の空虚は家族や学校に自分の居場所を見つけられなかったことと関係している。A子はつねに「自分の核が欲しい」と感じていた。このような空虚を満たすと幻想されたのがBという存在であった。A子にとってBは「肉親的なつながり」や居場所を与えてくれるような存在、つまり情緒性と規範性をともに兼ね備えた救済者として幻想されていた。

A子は「つねに自分のことを心配してくれる特定の人が欲しかった。私だけに関心を向けて欲しい。そういう人に嫌われると全部失ってしまったような気分になる」と述べ、さらに「自分に意見してくれるような、思い通りにならない人に私はくっついていってしまう。ひとりでもやっていける自分にしてくれそうな、自分を強くしてくれる人を求めている」と述べている。ここには異性対象に向けられた情緒性への渇望と規範性への憧れをみることができ、異性関係と家族関係の密接な関係が窺われる。

A子にとってBやCといった異性対象は単なる性愛対象ではなく、情緒性と規範性による「肉親的なつながり」をもたらし、またかつての性的外傷を癒すと期待された存在であった。彼らは家族と性といった二つの領域での外傷を癒す「救済者」として幻想された。しかし一方で、このような過剰な意味を帯びた異性対象は、かつての性的外傷や家族との葛藤にまつわる記憶を想起させ、再度そのような体験を反復させる危険性をもっていた。つまり彼らは救済者であると同時に迫害者という二重の可能性を持っていたのである。したがって、彼らとの関係の破綻は生育歴にみられる家族と性にまつわる葛藤・外傷を再燃させることとなった。

「切り離し」からみた全生活史健忘

A子の全生活史健忘のエピソードは二回みられた。一回目はBとの別れ話を契機に発症し、健忘は約三週間持続した。

全生活史健忘からの回復後は、Bからの別れ話から回復直前までの期間の記憶を喪失し、その後の態度ふるまいの改善は明瞭であった。二回目は（出産するのに）「お金がない」というCの言葉を契機に再発したが、当初の全生活史健忘は不完全であった。一五日後には完全な全生活史健忘に移行し、その翌日に健忘は回復した。全生活史健忘発症後の状態には、表情の乏しさ、言葉の少なさ、放心、自発性の欠如、受動的、無気力、臥床傾向、抑うつなどがみられた。健忘の回復は二回とも突如であり、その際の人格の変化は明らかであった。

以上のことから本症例には、個に背負わされた苦悩・葛藤部分を、それを体験する自分と世界とともに自分自身から切り離そうとする解離の機制をみることができる。以下に解離という機制を「切り離し」という観点からみてみたい。

このような「切り離し」は、周囲共同世界や他者との関係から引きこもることによって葛藤を処理しようとするA子の態度と密接な関連をもっている。西園[99]は、解離反応を起こす人には対人関係からの引きこもりがみられると指摘している。解離症状が特定の自我あるいは意識状態の「切り離し」であるならば、葛藤に触れる対人関係からの引きこもりは周囲の共同世界の「切り離し」とみなすことができる。また手首の自傷行為は身体領域での「切り離し」と言いうる。

ここでいう「切り離し」とは、自我状態、周囲共同世界や他者、あるいは自己身体を部分的に自分から切り離すことによって、主体にとって耐え難い苦悩・葛藤を処理する防衛機制あるいは症状形成を意味する。それは通常いわれる観念や機能の解離[46]を含み、より広範囲の機能を意味している。筆者はかつて解離症状を呈した摂食障害の症例を取り上げ、そこに共同体、自己身体、自我状態といった三領域における「切り離し」の結果としての二重性の病理を指摘した[127]。本症例においてもこれらは確認される。解離症状がみられた場合、共同体からの引きこもりや、手首自傷などの自傷行為にも注意をはらうべきであろう。

精神分析における splitting は「切り離し」と近縁の概念であるが、splitting は自己あるいは対象表象を good と bad に分けることに重点が置かれており、若干意味合いが異なる。「切り離し」は対象表象ではなく、あくまで自己表象を「切る」ことないしは「離す」ことを指している。

ここであえて「切り離し」という言葉を持ちだすことは、さらなる混乱を招くことになりかねないが、日本語の「切り離す」という言葉のニュアンスを大切にしたいことと、そこに「切ること」と「離れること」の二つの意味を賦与したいからである。つまり「切り離す」ということの中に、関係を切断することとともに、関係が離れ隔たることの双方の意味を含ませるのである。これらは解離の症候における「区画化」と「離隔」[141]にそれぞれ相当する。

このような「切り離し」の観点から本症例の経過を検討してみよう。先に検討したようにA子は葛藤にふれる対象や現実に対して遠く距離をとり、自分ひとりの世界に引きこもる傾向があった。それは共同体から「距離をとること」であるが、主観的には空虚の意識をもたらす。そのような空虚を満たすと幻想されたのがBという存在であったが、彼からの別れ話によってA子は自らの苦痛（空虚の増大・反復）を切り離すかのごとく身体を切り離そうとした（手首自傷）。しかし、それによって苦痛は処理されず、自我状態の「切り離し」（「区画化」）へと進んだ。

彼女は発症当時から、家族やBがどこかへ行ってしまったと訴えている。そして彼らがどういう理由で去ったのか、また彼らがどういう顔をしたどういう人たちなのかわからないという。また家族やBはA子との関係を決定的に断ってはおらず、「自分を愛している」という属性をもちつつ遠くへ行ってしまったとされている。このことは全生活史健忘が比較的不完全であったことを意味しているが、そのことによりかえって病態の構造を把握しやすくさせてもいる。

筆者は以前に、ヒステリー性朦朧状態にある患者の体験世界では、象徴的ニュアンスを伴う過剰な意味を担った記憶表象が葛藤に満ちた過去の空白を示唆するかのごとく外界に断片化して出現することを指摘した[126]。本症例においても、葛藤に満ちた恋人からの別れ話という記憶表象は空白となり、そのような空白は、Bや家族がどこかへ行ってしまったという観念や、可愛がっていた犬の死などといった記憶表象によって断片的かつ象徴的に示唆されていた。それは「自分を愛する他者」は距離をとって離れていってしまったという形で、愛の喪失を否認している。現実の「自分を愛さない他者・他者に愛されない自分」という記憶表象は切り離され、それは健忘へと加工された。

ここに「切ること」と「離れること」によって特徴づけられる「切り離し」の機制をみることができる。つまり解離の機制や病理はたんに「切ること（＝区画化）」のみならず、「離れること（＝離隔）」も含めて考えなくてはならない。つまりA子は幻想によって「愛される」ことも、現実に「愛されない」こともない位置、すなわち空白の状態にあったといえよう。

最後に、木村の提唱する来歴否認症候群[55、57]について若干ふれたい。来歴否認症候群とは「自己の出生や血統あるいはその後の人生に関する来歴を否認してこれを妄想的に改変し、現在における自己と重要な関係のある他者や自己自身について人物重複あるいは変身体験を抱き、それと同時に受動的な愛の主題を展開するという願望充足的な妄想複合」である。それは「受動的な愛の要求の挫折が来歴の妄想的改変と自己および他者の意味変更を余儀なくし、この妄想的に意味を改変された現在において、いったん挫折した受動的被愛欲求が妄想的他者を見出して充足される」とされる。

本症例では、記憶をなくした自己と現実の自己や、「B君だけど……B君じゃない」といった他者の多重化がみられる。本症例と来歴否認症候群とは背景となる病態を異にしながらも、①自己の来歴あるいは全生活史の病理、②自己に密接な関係をもつ他者や自己の同一性の病理、③受動的な被愛欲求の主題などの点において近縁な関係にある。

ただ本症例では、家族との関係や性的外傷体験に共通して、他者の自己中心的欲望によって自己が犠牲にされたという受動的な〈愛の外傷〉が特徴的であった。つまり「受動的な愛情欲求の挫折」の背景にある受動的な〈愛の外傷〉が窺え、そのような外傷体験が病態の発症に関与していたものと推察される。また「愛されたい」欲求が妄想的他者によって充足されるのではなく、前述したように「愛される」ことも「愛されない」こともない空白の現在にとどまっている。そこには来歴否認症候群のような人生の「意味変更」ではなく、「切り離し」によって来歴に空白を持ち込むことで処理しようとする解離的構えがみられるのである。

このように差異はあるものの全生活史健忘と来歴否認症候群との構造的類似性を考慮すると、来歴否認症候群を過去の外傷体験から見直すことも有用かもしれない。全生活史健忘の報告が欧米には少ないという論議があるが、そのことは来歴否認妄想の報告が欧米に少ないことを考え合わせるときわめて興味深い。

おわりに

恋人に失恋したことを契機に全生活史健忘を発症した青年期女性の一例を報告した。生育歴から発症に至る経過を検討し、そこにみられた情緒性と規範性の構造分析とともに「切り離し」という機制について論じた。さらに来歴否認症候群との比較を行った。

筆者は本症例の他にも、妊娠中に恋人との別れ話がでたために発症した全生活史健忘の症例を経験している。現代の青少年の意識や行動様式を考えあわせると、今後このような異性対象との関係を契機に発症する全生活史健忘が増加するものと推察される。

第4章　解離性障害にみられた実体的意識性

はじめに

従来、解離性障害にみられる精神病様症状として幻覚やシュナイダー Schneider K. の一級症状などが論じられることはあったが、それら以外の精神病様症状が注目されることはほとんどなかった。本章では実体的意識性（leibhaftige Bewusstheit）[47]に焦点を当てながら、解離性障害の精神病様症状について検討する。

実体的意識性とは「人や物の存在がなんらの感覚要素もなしに、ありありと感知される体験」[86]と定義される。ヤスパース Jaspers.K. はそれを「誰かが自分のそばや自分の背後や、自分の上にいることを確かに感じている患者がいる。この誰かは決して感官的に知覚されないが、患者はまぎれもなく現に誰かがいるということを直接的に体験している」と説明している[47]。実体的とは客観的性格をもって触れるように現前していることであり、意識性とは複雑な意識内容が同時的に全体として無心像的・非直観的に意識に現れている状態をいう。この体験は他にも、idea of a presence[17]、Anwesenheit[153]、false bodily awareness や false proximate awareness[59]、feeling of a presence[14]などさまざまに表現されてきた。

宮本は統合失調症にみられる実体的意識性の横断面における特性として、①実体性の体験、②うしろの空間への定位、③感覚要素の欠如、④主体性への侵害、⑤強い実在確信を指摘している[70]。実体的意識性はこれまで統合失調症をはじめとして、入（出）眠時幻覚[98]、ナルコレプシー[98]、てんかんの発作性恐怖[16、50]、近親者との死別、探検家の体験、消耗状態などにみられるとされてきた。ヒステリーの報告の中にときにこの実体的意識性を思わせる症状記載がしばしばみられるが、[108、151]これまでヒステリーないしは解離性障害と実体的意識性について取り上げられることはほとんどなかった。

症例提示

症例A　二二歳女性　特定不能の解離性障害

一卵性双生児の妹。虐待、性的外傷体験は否定。短大を卒業後就職したが、半年後に職場の上司とのトラブルから過呼吸発作、食欲不振、吐き気、微熱、頭痛、歩行困難、四肢のしびれ、手指振戦など多彩な身体症状がみられ、近医を転々とした。二二歳になって精神科外来を受診した。「自分の存在自体が嫌で、自信がない。いつも死にたいと考えている」、「変な顔だから人に顔を見られたくない」と抑うつ気分、希死念慮、醜貌恐怖様症状に加え、多食傾向、聴覚過敏を認めた。その後、多彩な身体症状はほぼ消褪したが、ときおり過呼吸発作がみられることがあった。

二三歳頃から「家でも外でも人にうしろから見られているようで怖い。夜になると必ず人影が出てくる。お風呂に入ったり、顔を洗ったりしているときに目を閉じると、死んだ人とか行方不明の人にうしろから覗かれているように感じる。何人もの人が背中に寄りかかってきて重くなる感じがする。家の中に亡霊がいて、自分を探っているというか、私の行動をうしろから見ている。亡霊の顔も髪の毛もちゃんと見える。部屋のカーテンの外に人がいて、その人が覗いている」、「グレーのスーツを着た人が私の右側に来て私の首を絞める。背後にいる実感がある。その人が私の肩をぐっとつかむときは、その人がはっきりと見える」と訴える。

二四歳、夜になると「ベランダから見た月が私に喋りかけて私の名前を呼ぶ。自分の上に人が乗ることがある。ときどき小さな物が飛んでいるよう」、「亡くなった人たちが安らかに眠っているのかが不安になる。死んだ人が復活するような気がする」、「夜に寝ている時にもう一人の自分が横にいて、自分を見つめているような感じがする」と訴える。

また母親が外出して、一人家に残されたときに以下のような幻想的な幻覚を体験している。「眼がオレンジ色で真っ白い兎がタンスの左側に立っているのが見える。人工透析をしている眼の悪い兎。冷蔵庫の前で女の子が鼻歌を歌っている声が聞こえる。テレビのうしろでガタガタ音が聞こえる。何か世の中で事件がおこりそう。部屋のカーテンの外から人が覗いている。」

次第に実体的意識性はその感覚性を減じるとともに、聴覚過敏も背景化していった。「お風呂で髪を洗っている時、うしろに人影を想像する。前は見えていたけど、最近は頭の中で空想している。見えるわけがないから」、「空想はどんどん出てくる。死んだ人の顔が見える。人が殺された時のイメージがどんどん浮かんでくる。次から次へと展開していく。いろいろ想像して骨から顔を想像する。勝手に湧いてくる。まとまらない。考えているつもりはないけど自然に思い浮かべてくる」など思考促迫がみられた。

また二六歳には「私は多重人格かと思う。いろいろな私がいる。急に不機嫌になって、もう一人の自分が出てくる。感情が高まって騒いでいるときのことは、後になって考えると憶えていない。胸や心の中にもう一人の自分がいて、ちょっとした拍子に出てくる」、「死が怖い。自分も死んだ人も、手や足をもっていることが怖い。行方不明の人が自分と同じような格好で寝ていると思ってしまう」などと語った。その頃、癌で死んだ叔父を看取った経験から死に対する恐怖心が少なくなり、服薬せずに安定するようになった。

二七歳には「人が怖い。男の人が怖い。歩いていても顔を上げられない。一般の人たちとか会社の人も家の人も皆怖い。電車の中で見られているようで。視線が怖い」と訴えることもあったが全体的に症状は軽快していった。

二八歳、それまで交際していた男性と婚約した。服薬をしなくてもすっかり元気になり、結局、彼と結婚した。しかし数カ月後には「性格の不一致」から離婚してしまった。一時的に抑うつ状態になったが、約二カ月後にはふたたび安定し、症状はすべて消失した。数年たった現在は服薬せずに元気に仕事をしている。

症例B　四六歳女性　特定不能の解離性障害

幼少時から両親の仲は悪かった。母親は患者が五歳の時に離婚して家を出た。父親は患者が一五歳のときに死亡した。二四歳で結婚したが、三〇歳になって離婚した。三四歳のときに再婚したが、四四歳で再び離婚している。虐待、性的外傷体験は否定している。

四六歳の九月頃から職場での人間関係のこじれを契機に、「記憶がどんどんなくなる」と訴えるようになった。娘のこともわからず、自分で産んだという記憶がないということもあった。翌年の六月には「記憶が戻った」と言うが、前年の九月からの記憶が抜けていた時期の出来事は想起できなかった。

四七歳の一一月、精神科外来を初診。甘えるような、舌足らずの喋り方が特徴的で、健忘、対人過敏症状、被注察感、多食傾向がある。「黒い小さな物が目の前をよぎったり、天井や壁に黒い物が見えたりする」という。娘によると「病気の話になると急に子どもっぽくなる。周りが調子いいねというと子どものような喋り方になってしまう」とのことである。

面接では次のように語っている。「何かわからないけど人が怖い。見られている。いつも自分がおかしい人という感じで思われている。人が自分のことを馬鹿にして悪口を言っている。人が大勢いると怖い。信号の交差点で人がワーッと来ると、怖くて後戻りしてしまう。歩いている人が怖い。知らない人に追っかけられている感じがするので、うしろばかり見る。」「毎年九月は職場でいろいろなことがあったのでおかしくなる。家の中に知らないものが置いてある。買ったものか貰ったものかわからない。記憶の順序がばらばら。」「食べ物に夢中の状態、赤ちゃん状態、普通の状態、訳が分からない状態などいろいろな状態の自分がいる。昨日、一昨日だと思っていたことが一週間前だったり、今日のことだったりする。」

初診一年半後から約半年間実体的意識性がみられた。「黒い影が動く。うしろとか右横二〇―三〇㎝のところに意地悪な人がいるようで怖い。黒い人がなんとなく見える。その気配がする。本当は誰もいないいんだけど動いているよう。

もうひとりの自分かもしれない。何も言わないけど私の調子を悪くさせる。本当に誰かいるんじゃないかと思って玄関を開けたり、風呂場や戸を開けたりする。カーテンを開けたら人に見られるような気がするから怖い。」「左斜めうしろ一メートルくらいのところに怖くない白い人がいっぱいいて、見張られているよう。振り返ってもいない。夜起きると、誰かがいる気配を感じる。知り合いが二人死んじゃったから、霊になって出てくる。左の方は私の先生、友だち、家族がいる安心の方。右の方には死んじゃった人たちがいる。こっちの人たちが出るときは不安になったり、死にたくなったりする」。

四九歳頃から実体的意識性は背景化した。面接では退行した喋り方が目立つが、友人と話す時はしっかりした口調になり、そういうときは「まるで別人のようだ」と家人に言われる。五〇歳になって急激に改善し、それまでみられた舌足らずの喋り方はまったくなくなり年齢相応になった。また家事もこなすようになり、それまで人が怖くて乗れなかった電車も利用できるようになった。

症例C　一八歳女性　解離性同一性障害

高校三年生のときに肥満恐怖、過食、母親に対する暴力、不登校、抑うつ気分などのため来院した。虐待、性的外傷体験は否定。当初から「気分の波が激しくて、気分が落ち着いた時にどうして暴力をふるったのかわからない。怒っていた時とその後の気持ちがつながらない。別の人がいるみたい」と訴え、解離性健忘が疑われた。身体症状は多彩で微熱、腹痛、関節痛、上肢のしびれ、呼吸困難が認められた。両親は兄の家庭内暴力を契機に不仲になった。その後、父親が単身赴任となり、母親と二人暮らしである。面接では「家族はずっとバラバラです。母親から、私が二〇歳になったら離婚すると小さい頃から言われてきた。母親から捨てられる。死にたい」と言って泣き崩れる。現在の自分に満足できないため友人に会うことができないともいう。

「外出した時に皆に見られている感じがして緊張する。外に出るのが怖い。人が怖い。人の視線や話し声が怖い。何か自分のことを馬鹿にして言われているようで。笑い声とか話し声が聞こえると、不安になったり、怖くなったりする」とか「もう一人の自分がいる。その人は自分から離れていて、自分のことを冷静に判断している。私のことをよく知っているから、その人は自分なのかなぁと思う。私の一歩うしろで外から私のことを見ている感じ。」「もう一人の自分が私に命令してくる。忙しいのがいいとか、頼るな、などと聞こえる。誰かはわからない。いつもうしろにいる。その人が私につきまとってくる。ほっといてと言うけど、お前は家族の邪魔だから死ねと言う。」「部屋にひとりでいて緊張してしまう。見られている感じ。自分が沈んでいるところを誰かに見られている感じ。誰か人がいそうな感じがする」などと訴える。

ある日、外来受診後、人が怖くて家に帰れないというためハロペリドールとビペリジンを筋注した。帰宅後、「ドアやノブが喋っているような気がした。鏡に向かって独り言を言ったり、いないはずなのに父親が来ているとか、あの部屋には人がいるから入れないと言ったりしていた。お父さんみたいな人と小柄な女の子がいる感じがしていた。虫が見えたり、カーテンの陰から人が出てきたり、人が壁から出てきて壁へと消えていくのが見えた。」「エスカレーターの横に外人が見えたり、エリマキトカゲが高速道路を歩いていたり、小さいゴジラが見えたりした」。部屋には買った憶えのない雑誌や洋服があるという。

またある日、「自分が思っていることが女の人の声になって外から聞こえてくる」、「母親を許せないことがあった。そしたら『死ね』『いない方がいい』『迷惑だ』という声が聞こえた。頭の中で母親の声が回っている」と言い、面接室でナイフを持って茫然と佇んだこともあった。

家族面接を重ねる中で家族はまとまりを回復し、患者は次第に落ち着いていった。「自分の中には死んじゃいけないと思う人、死にたいと思う人、自分の意見をちゃんと言える人、小さくなってじめじめした人、明るい人など、いろいろな人がいる。最近は死んだおじいちゃんをいくら待っても帰っては来ないことがわかった」と語る。一時的に状況が悪化し、交代人格が現れることもあったが、それとともに対人過敏症状や幻聴は次第に背景化していった。一時はかなり不安が高まり、連日のように医師や看護婦に「死にたい」と電話があったが、次第に自分の目標を見つけ、服薬せずに安定するようになった。その後、大学に進学し、さらに「やりたいことがある」といって海外に留学した。数年後に帰国し、その後は元気に仕事をこなしている。

解離性障害と精神病様症状

提示した症例は解離性離人症状、解離性健忘、人格の統合不全、意識変容、幻覚、交代人格などの症状がみられ、すべての症例がＤＳＭ‐Ⅳの「解離性障害（Dissociative Disorders）[4]」と診断された。脳波、頭部ＣＴ、生化学検査などで異常は認められなかった。解離性同一性障害におけるシュナイダーの一級症状について[58,66,111]の報告は多いが、ここでは一級症状以外の精神病様症状について取り上げてみたい。たとえば、実体的意識性（三例）、被注察感（三例）、対人過敏症状（三例）、聴覚過敏（三例）、見えない二重身（三例）、複雑幻視（二例）、要素幻視（二例）などである。実体的意識性と被注察感は後に論じることとし、まずそれら以外の症状について考察をする。

対人過敏症状とは電車の中や路上で人の存在に怯え、ときに被害的になることであり、「人が大勢いるのが怖い」とか「人込みが怖い」と表現され、症例のすべてにみられた。このような体験は解離性障害に多くみられるが、従来注目されることはほとんどなかった。自分がどこか浮いた存在、変わっている人、病気の人などと見られているのではないかといった不安と関連している。中安は初期統合失調症症状のひとつとして「面前他者に関する注察・被害念慮[88]」を取りあげている。その特徴は①面前性、②被注察・被害性、③念慮性であり、初期統合失調症の約五七％にみられたという。筆者の経験では、対人過敏症状はこの初期症状と共通するところが多く、それとの鑑別は困難である。

聴覚過敏は周囲の人の話し声や音に対する過敏性を意味する。外傷後ストレス障害にみられる驚愕反応（startle response）に近縁と思われる。他者の攻撃的な言動にひどく怯えることもある。

見えない二重身[148]は、見えないが「もう一人の私がいる」という意識である。これは解離性同一性障害にしばしばみられるが、たいていは解離が不完全な病態でみられやすい。自ら積極的に訴えることは少なく、治療者側がその点について問診しないと語られないことが多い。後述する実体的意識性との関連が推察されるが、あくまで「もう一人の私」である。見えない二重身と実体的意識性の連続性を思わせる表現をすることもしばしばである。

複雑幻視は不気味あるいは滑稽な要素をもつ幻想的な幻視である。人や亡霊、さらには動物の幻視などが多い。錯覚に近いこともある。一般的に入（出）眠時や夜間にみられやすい。ときに症例Cのように抗精神病薬や睡眠薬の副作用や飲酒によって現れる。

要素幻視は「黒い影がさっと前をよぎる」、「人影が見える」、「小さな物が飛ぶ」、「視野の端をさっと何かが動く」などと表現されることが多い。

以上にあげた精神病様症状の多くは統合失調症との関連で議論されることが多かったが、解離性障害の診断にとって重要な意義をもつと思われる。これらの症状がみられた場合、解離性障害の診断を疑ってみるべきであろう。

初期統合失調症との関連

以上の精神病様症状は中安の提唱する初期統合失調症症状（三〇種）[91]の多くと類似している。たとえば漠とした被注察感ないし実体的意識性、面前他者に関する注察・被害念慮、聴覚性気付き亢進、二重心、非実在と判断される複雑幻視、要素幻視などである。提示した症例では他に自生空想表象、呼名幻聴、皮膚感覚異常、体外離脱体験など、初期症状と類似した症状がみられた。一連の初期統合失調症研究において中安が取り出した詳細な症候学は統合失調症の初期のみならず、その周辺疾患の病態把握においてきわめて有用である。

初期統合失調症の診断は初期統合失調症の特異的四主徴の下位症状一〇種のうち少なくとも一種が確実に存在し、かつ他の疾患を疑う根拠が見いだせないということによって与えられるとされている。[93] 本論文で提示した症例はすべて解離性障害と診断されたが、漠とした被注察感、実体的意識性、自生体験など特異的症状から初期統合失調症と診断される可能性は高いであろう。実際、中安や関らによって、「意志ないし衝動の自生」や自生記憶想起に対する二次的反応によってヒステリー様症状が生じたとされた初期統合失調症の症例も報告されている[85、124]。たしかに中安ら[91]は、初期統合失調症以外の疾患において特異的四主徴が成立する可能性を否定しておらず、初期症状が統合失調症に特異的か否かについては判断を留保しているところもある。しかしそれでも、中安の主眼は統合失調症の顕在発症の予防であることから、特異的四主徴が確認された場合、統合失調症の初期段階と診断される可能性は高いと言わざるを得ない。

多彩な初期統合失調症症状を呈する症例の中には提示した症例のように解離性障害と診断されるべき一群がある。そのような立場からすると、今後初期統合失調症の診断基準や初期症状はより厳密に明確化される必要があると思われる。初期症状がみられる病態は、まず一旦その病因論から離れて広く「自生・過敏症候群[88]」としてとらえたほうが臨床的には有用であろう。中安ら[93]は初期統合失調症の八・九％が治癒（服薬により初期症状がすべて消失し、服薬終了後も初期症状の再発現をみない）に至ったと報告しているが、その中に解離性障害と診断されるべき症例が含まれている可能性は否定できない。顕在化症例のみならず、初期統合失調症の治癒症例の詳細な報告も今後は期待される。

実体的意識性における感覚的要素

解離性障害において実体的意識性として現れる対象（以下では実体的対象あるいは実体的他者と表す）は患者を眼差すものとして現れることが多い。それは統合失調症の症例のように妄想的に意味付けされることはなく、患者は実体的他者がいかなる人物かといったことにはほとんどこだわらない。「そのような感じがする」といってうしろを振り向いたり、カーテンのところに行って確認したりすることはあるが、その存在を確信することはほとんどない。またそこには統合失調症にみられる「先行性」や「させられ性[171]」もない。

実体的意識性は患者からの距離によって二つに分類することができる。実体的対象が自己の周辺一、二メートル以内の近い空間（背後空間が多い）に現れる場合を近位実体的意識性とし、実体的対象が窓のカーテンの陰や扉の向こう、家の周辺など自分から数メートル離れた空間に感じられる場合を遠位実体的意識性とする。

　すべての症例で背後空間に定位される近位実体的意識性がみられた。症例Aの実体的対象が最も感覚的要素を伴っており、視覚、聴覚、触覚などさまざまな領域におよび、イメージも豊富である。症例Bの場合は実体的対象の外観については曖昧であるが、「影が見える」とか「黒い影」「白い影」といった表現を考慮すると感覚的要素は否定できない。これらの影は患者の気分を左右するもの、あるいは気分と同調したものとして感じられる傾向がある。症例Cは背後に実体的対象を感じていたが、そこに感覚的要素はない。ただそこから発するとされる幻声に怯えていた。このように近位実体的意識性に現れる対象の感覚的あるいは直観的要素の種類や程度は症例によってさまざまである。

　本来、実体的意識性には感覚的あるいは直観的要素がないとされる。[70]しかし、日常臨床ではこのような直観的要素を全く欠いた実体的意識性がみられることはむしろまれであろう。[47]ヤスパースは実体的幻覚と実体的意識性は多くの一連の移行の極点であると捉えている。

　遠位実体的意識性にみられる他者は窓やカーテンの陰に存在し、家の中を覗き、眼差すものとして現れるが、その姿が見えることとは少ない（症例A、B）。近位実体的対象とは異なってその感覚的要素は乏しく、その点で純粋な実体的意識性に近いといえよう。しかし、存在をありありと感じるといった実体性については近位実体的対象の方が強いように思われる。このことは、本来、実体性とは「触れうるようにして現前して（fühlbar gegenwärtig）」[48]という性格を指していることからすれば首肯しやすい。

　ところで症例Cはハロペリドール筋注後、一過性に幻視とともに実体的意識性が亢進した。意識状態の変化（意識混濁や意識変容）によって実体的意識性が亢進したり、感覚性つまり直観的要素が賦与されて幻覚などに発展したりする可能性もある。さらに入（出）眠時には実体的意識性がみられやすく、それがさらに幻覚に発展することもすでに指摘されている。[98]また夜間や孤立状況などでも実体的意識性がみられやすい。[70]

　また症例Bが訴えた外出時の「被追跡感」は解離性障害でしばしばみられるが、これは両実体的意識性の中間に位置するものと考えられる。近位実体的意識性と遠位実体的意識性は必ずしも明確に区別できるものではなく、置かれた状況によって現れ方はさまざまであり、これらは類型としてあると考えられる。

実体的意識性における自己と他者

症例Ａの近位実体的対象は多彩なイメージをもつ他者（人影、事件の犯人、行方不明者、亡霊、男と女、グレーのスーツを着た人）であった。彼女は「自分も死んだ人も手や足をもっていることが怖い。行方不明の人が自分と同じような格好で寝ていると思ってしまう」と述べており、死者や行方不明者などの実体的他者を自分に重ね合わせるところがあった。また夜間「もう一人の自分が横にいて、自分を見つめているような感じ」がするという。

症例Ｂも実体的対象を他者（たとえば死んだ人の霊）として語りながら、一方でそれは「もう一人の自分」かもしれないという。症例Ｃも実体的対象について「誰かはわからない」ということはあったが、「もう一人の私」と訴えることが多く、自己と他者が混じり合ったような表現をすることもあった。

このように近位実体的意識性では、それが他者として出現している症例でも、自分をその他者に重ね合わせたり、他者をもう一人の自分として捉えたりする傾向があった。つまり実体的他者は「他者であっても自分のよう」である。他方では「自分であっても他者のよう」という事態も想定でき、これはまさに解離性障害にみられる離人症状である。つまり解離性の離人症と実体的意識性は表裏の関係にあるものと考えられる。

近位実体的意識性にみられるこのような自己と他者の二重性は、安永[170]が「意識障害」における実体的意識性を論じるなかで指摘した「彼我未分」や「異体同魂」的性格に通じる事態であろう。それに対して遠位実体的対象は他者としての性格が前景にあり、そこに自己的要素はみられなかった。

このように実体的対象は近位であれば自己と他者の二重性として出現しやすく、距離が遠くなるにつれ他者的性格を強める傾向がある。このような差異は気配対象との距離の問題が関係しているであろうが、基本的には遠位実体的意識性の場合でも自己と他者の二重性、つまり「異体同魂」的性格がみられることがある。たとえば、台所にいてベランダから見られていると被注察感を訴える患者が、自分がベランダにいて、そこから台所にいる自分の姿を見ていることがあると報告するケースがそれである。このことは解離性障害にみられる実体的意識性が「意識障害」と密接な関連を有していることを示唆している。

回復過程について

全例で見捨てられ不安や自殺念慮がみられたが、これらは崩壊した家族や不信感に彩られた周囲世界からの孤立状況に由来しているようにみえる。宮本[70]によれば、実体的意識性は環界から孤立した状況下で交渉の不能な「死んだ」空間に直接発現するという。解離性障害における実体的意識性もまた環界からの孤立と関連しているであろう。症例からは、職場の人間関係や友人関係、また家族成員とのつながりが断たれたり、希薄になったりする状況を背景として解離症状が現れていることがわかる。

このような他者との関係にみられる分離（detachment）は自己との関係における離隔（detachment）をも引き起こす。この離隔は意識変容として捉えられ、解離性障害における精神病症状と関連しているとの指摘もある[1]。

症例Aは「死んだ人が復活するような気がする」と語り、患者にとって実体的対象は生々しい死者や亡霊であった。症状消褪の契機となったのは、叔父の死を経験し、死に対する過剰な恐怖心が弱まったこと、さらに婚約したことなどであった。

症例Bは病院で多くの親しい友人を見つけたが、その中の二人の死を経験した。その頃に実体的意識性が出現したが、彼女はそれを死んだ友人の霊と感じるときもあった。娘と一緒に遠くの地へ友人の墓参りに出かけるなかで、霊は消失した。

症例Cは「おじいちゃんが死んでこの世にいないという気がしない」といい、自分を可愛がってくれた祖父のことが忘れられなかった。家族や友人との関係で孤立を感じるなかで症状は増悪した。しかし家族が次第にまとまりを回復するとともに、彼女が祖父の死を受け入れられるようになり症状は消失した。

回復過程で重要なことは、それまで孤立状況にあった患者が、家族や異性などの人間関係によって支えられ、包まれる体験をすることである。その際、患者は同性よりも異性とのつながりを媒介にして、よりうまく回復していくようにもみえる。さらにひとつは、広義の意味での死という事態を何らかの形で受け入れていくことである。それは死んだ他者の霊、先祖の霊のようであっても、死んだ私の霊、すなわち「過去に葬られた私自身の魂の一部」であるのかもしれない。

当初、生と死、現実と夢、現在と過去の間には区切りが入れられておらず、相互浸透的であった。生は生彩を欠き、現実は夢のように感じられ、現在は空虚に彩られていた。また死はあまりに生々しく迫り、生々しい悪夢にうなされ、過去の記憶は癒されず、いまだ鮮烈によみがえる。解離の病態では生の世界と死の世界は踵を接している。しかし現実の人々とのさまざまなつながりのなかで彼女たちの孤立は癒されていく。そして周囲の人、共同体とのつながりを支えとして、みずから生・現実・現在にとどまり、死・夢・過去をあらたに区切りなおす。それは生と死、現実と夢、現在と過去を切り離すのではなく、区切りをつける過程でもあった[126]。

第5章　解離性障害における離隔について――「二つの私」の視点

はじめに

われわれの最近の経験では解離性障害と診断された症例四二例中三九例（九二・九％）に離人症状が確認されており、離人症は解離症状としては高頻度にみられる症状である。ＤＳＭ‐Ⅳでは離人症性障害を「自分の心的過程あるいは身体から離隔して（detached）、あたかも自分が外部の傍観者であるかのように感じている持続的または反復的な体験」[4]としている。本論文ではこの離人症状、すなわち解離性離隔（dissociative detachment）[38]を取り上げる。

近年、解離の多彩な症候を連続体として捉えるのではなく、二つに分ける立場がみられるようになった。ブラウン Brown,R.J.[10]は解離を一型と二型に分け、前者に解離性健忘、解離性遁走、解離性同一性障害などを含め、後者を離人・疎隔症状、体外離脱体験などを含むとした。アレン Allen,J.G.[1]もほぼ同様に、区画化（compartmentalization）と離隔（detachment）に分類している。区画化は心的組織の切り離しに重点がおかれるのに対し、離隔は解離性の意識変容に相当し、自己、身体、外界などの体験に関連する分離感を特徴とする。

本論文では離隔とその周辺症状について取り上げ、離隔を解離の空間的変容[141]のひとつとして捉えなおし、その病態構造について考察する。参考のため二症例を提示する。

症例提示

症例１　二四歳女性　特定不能の解離性障害

幼少時から現実感がなく、自分のことを他人事のように感じていた。中学に入学して二カ月たった頃から登校しなくなった。中学三年になって父親との仲が悪化し、会えば罵り合うようになった。その頃から、「夢と現実の区別がつかない」といった離人症状、不潔恐怖、強迫症状などの症状がみられた。「斜め左後に誰かがいて自分を客観的に見ている。その人が考えたことが入ってくる。その人は自分が泣き喚いているときも、なぜ泣いているのかを分析している」など実体的意識性を思わせる症状もみられた。一七歳、父親との関係はさらに悪化し、「親を殺しかねない」ということで家を一人で出た。以来、一人暮らしを続けている。

二三歳、大学卒業後は企業に勤務するようになったが、しだいに解離症状が目立つようになった。酒と薬物を手放せず、自傷行為をする日が続いた。離人症状に加え、「耳の奥で誰かが喋っている」幻聴、自己像幻視、健忘、自傷行為、大量服薬、聴覚過敏、既視感など多彩な症状がみられ、精神科を転々とした。境界性人格障害、気分変調性障害、ＰＴＳＤなど診断名はさまざまであった。就職半年後、休職になったことを契機に「自分でこの病気をなんとかしないといけない」とあらためて精神科外来を受診し、比較的短期間で落ち着いた。現在二四歳、服薬はしていない。慢性的に離人症状が持続しているが、仕事は何とかこなせている。彼女は自分の体験について次のように語っている。

私には視点が二つある。一つはしっかりしている自分。すぐ首のうしろのところ、左肩のうしろのところに誰かがいる。そこから自分とものを客観的に見ている。自分に起こったことを他人事のように感じている。全部分かっている。過ぎた時間を他人事のように遠くから見ている。風景として上からジオラマのように見ている感じ。相手と話をしているときも、自分が話している状況が風景のように見える。現実を受け入れられないとき、私は他人事にすることで回避してきた。頭のすぐ横やうしろに意識を飛ばす。そういうことは物心ついた時からやっていた。背中の方から自分を見ている感じがする。記憶の中で自分の背中が見える。うしろがいなくなったら廃人になってしまう。うしろの方の冷静な私は自分が誰だかはっきりとはわからない。

もう一つはいつも相手に合わせている私です。ぐちゃぐちゃして湿っぽい。天候とか環境に影響を受けやすい。その自分は相手に合わせて自分を作っていく。その場、その場で相手に合わせていくので矛盾が生じる。それで辛くなる。

この二つの私はもともと一つのものが分かれたんです。本来は両方が私なのです。自分には二つの眼がある。右脳と左脳というか同時に見ている。もとは一緒だけど、ずれてみている。調子が悪くなると、冷静な自分が半分なくなる。壊れてしまう。取り戻そうとするために手首を切ったり、お酒を飲んだりしていた。すると我に返る。すっと二つの眼が一緒になる。靄がかかっていたのが、手首を切ったり飲酒したりすると世界がくっきりと見える。解離がひどくなるとうしろの冷静な私がいなくなって、周りがボーっと見える。普段は操縦しているが、糸が切れると自分が風景の一部になって、すべての欲求がなくなって、生ける屍のようになる。

時間の流れが流れになっていない。物事を流れで捉えていない。書こうとしても、書きたいことを頭の中で整理できない。経文のように固まっている。流れにできなくて、ポツポツと点在している。記憶も前後関係がわからない。すべてが同じ線で同時にある。嫌なことがあると、それに似たようなことがスッと同時に出てくる。昔のこととして捉えられず、今のことになる。昨日のことと一〇年前のことが同じで一貫性を保てない。

症例2　三九歳の女性　解離性同一性障害

幼少時から「何となく自分が考えていることが周りの人と違う感じ」がしていた。二五歳頃から過食・嘔吐を繰り返すようになり、摂食障害の診断で近医の外来に通院するようになった。状態は一進一退で、大量服薬、手首自傷、希死念慮がみられた。三七歳になり、飲酒過多、過食・嘔吐などを主訴として外来を初診した。前医の診断は摂食障害および境界性人格障害であった。

入院生活では病院の規則を守れないことが多かった。聴覚過敏，視覚過敏，幻聴，視線恐怖などが語られた。また「左上の方，肩のうしろあたりから誰かに覗かれている。十代の頃にも，じたばたしている自分をうしろから見ているもう一人の自分を感じていた。外に出るとガラスの棘が迫ってくる感じがする」，「部屋が広く見えたり，狭く見えたりする。部屋全体に自分がいっぱいになって，部屋が自分で満たされている気がすることがある」，「左前方に白い影が見えることがある。寝ているときに天井から自分を見ていることがある。起きているときも，こうして話している自分をうしろから観察している。自分の背中も見える。自分が二つに分かれているんじゃなくて，もともと自分が二人いるみたい」などと述べた。

解離性障害を疑い詳細に話を聴くと，健忘や人格交代が確認され，解離性同一性障害と診断された。交代人格を呼び出し，面接を繰り返すなかで過食・嘔吐や衝動性はみられなくなった。彼女の訴えた内容をまとめて以下に示す。

二〇歳以前から，私をいつも見下ろしているもうひとりの自分がいた。今も一―二メートルくらい離れたところから理性的に見ているだけの私がいる。視線を強く背中に感じる。振り返るとそこにはいない。壁に背中をくっつけていてもうしろに誰かがいて私を見ている。それまでは自分が自分を見ている感じがしていた。自分がうしろの方へ行って，自分の後姿が見える。

二つの視点があるんです。自分が二人いる感じがする。行動している自分と，後上方で見ている自分の二人。自分の姿，後頭部や全身の姿が見える。ベッドに横になっていると，寝ている自分を立って見ている。行動するほうの自分は甘えん坊で寂しがりや。それに対して，立っている自分はいつも監視している。自分の親のよう。二つの私を重ねようとしてもうまくいかず，融和できない。前の私の方が人間味ある。

背後の自分はいつも冷めている。ただ存在しているだけ。それほど怖くはない。アルコールを浴びるほど飲んでいるうちに分離してしまった。家族が来ると前とうしろがぱっと入れ替わる。うしろの自分に合わせると無感情になる。周りはぼやけて現実感がなくなる。ものの輪郭がはっきりとしなくなる。うしろにいる時は視点が二つになる。うしろの自分がぼやーっと全体を見ている。そういうとき感情は何もない。喜怒哀楽がない。モノになった気分。ものがうーんと遠くにいってトリップというか、幽体離脱とは違うけど、そんな感じがする。現実感がなくなる。手が先の方に見えるので距離感がおかしい。

それに対して、前の自分はピントを合わせている。前の方の自分は石になったような……抜け殻。前の私は第三者から見られている気分。落ち着かない。うしろが気になって、いつもうしろを振り向いている。音に敏感であらゆるものに対して過敏になる。音や匂い、遠くの方から聞える靴音などが気になる。迫ってくる。頭が広がってしまう。視野の隅がうしろの方まで見えて、広まった感じがする。部屋が広まった感じがする。ドキドキして怖い。狭いところに入れられている感じがする。自分の personal space が人に侵される感じがすると怖い。危害を加えられる怖さがある。話しかけられるのも嫌。話し声が聞こえるのもうるさくて嫌。私の space 内で喋られるのが嫌。逃げ出せるならば走って逃げる。それができないと耳を覆って、目をつぶってうずくまる。そんな時は気持ちだけがうしろに引っ込んでしまい、自分を動かす。自分は透き通っているからそんなに気にかからなくなる。

「眼差しとしての私」と「存在者としての私」

安永[174]は離人症における奇妙な裂隙の存在を統合失調症意識型の構造的特徴として描きだしている。しかし解離性離人症（安永はこれを離人症様症状とし、離人症とは区別している）では、この奇妙な裂隙が明瞭に語られたり、苦悩として訴えられたりすることは少ない。「世界との間に膜がある」など「奇妙な裂隙」を思わせる訴えをすることはあるが、この膜は「奇妙な裂隙」とは質的に異なっている。解離性離人症は意識変容と密接な関連を有しており、「夢の中にいるようだ」とか「夢と現実の区別がつかない」といった表現を取ることが多い。

解離性離隔の特徴としてあげられるのは二つの私である。ある一定の世界の中で知覚し、行動する私を「存在者としての私」と呼び、それを傍観者のように離れたところから見ている私を「眼差しとしての私」と呼ぶ。この二つの私はそれぞれが自身のパースペクティヴをもっている。解離性離隔ではこの離れ隔たった二つの私が意識される。安定した状態ではこれらの私は統合されており、ことさら意識されることはない。しかし、統合が障害されて、二つの私が離れ隔たったのが空間的変容であり、その際に主体が「眼差しとしての私」に位置しているのが解離性離隔である。次に二つの私について説明しよう。

「眼差しとしての私」は私の身体的位置から遊離し、俯瞰的位置から世界と「存在者としての私」を眺めている。空間的には横、背後、斜めうしろ、背後上方などから眺めていることが多い。周囲の刺激に動揺したり、怯えたりすることは少なく、周囲の状況をぼんやりと、あるいは冷静に対象化している。周囲世界と自己身体は形象的にも実体的にも遠ざかって体験され、自分はそこから切り離されたような感覚をもつ。それゆえ「今・ここ」で現実に自分が行動・知覚しているという実感が希薄になり、世界における自分の行動をまるで他人事のように、ときに映画を観るように眺めている。そこでは「自分が誰だかはっきりしない」ということも多く、いわば社会的役割や社会的同一性が希薄となっている。

この私の位置が患者にとって避難所的機能や支持的機能[126]をもつことがある。緊急避難的に現実から離れて体外離脱体験の状態になったりする。また背後に冷静な自分の存在を感じることで一定の安心感を得ることがある。

時間面では、過去から現在、未来へと私の刻々と移り変わる意識と体験の持続的流れから遊離して、流れていく世界と私を外部から見渡している視点である。今の体験、ついさっきの体験が遠い過去のことのように感じる。あるいは遥か遠い過去もついさっきの出来事のように感じられる。つまり遠い過去、近い過去、さらには現在さえも、奥行きなく平面上に並ぶという同質性がみられる。

次に、「存在者としての私」はつねに世界の中に身を置いているが、「今・ここ」から逃避できないほどに自らの身に拘束されている私である。「眼差しとしての私」が他人事性、観察者性をもつならば、「存在者としての私」は当事者性をもつとも言えよう。

周囲世界から対象化され、行動する私であるが、空間的にはココとソコのあいだを保つことができない。相手に合わせたり、影響を受けたりして、周囲世界との間に余裕がない。周囲の刺激や状況変化に対して縮み上がるような過敏さを持ち、閉所恐怖的不安を伴うことも多い。解離性障害にみられる咽頭絞扼感や過呼吸などの身体症状や知覚過敏などの背後には、この「存在者としての私」がみられることがある。

さらには自分の内部の欲動・意志、思考の流れに過剰に翻弄され、知覚や表象、思考などが「今・ここ」の自分に対して圧倒的に迫ってくるものとして体験される。フラッシュバックや思考促迫（Gedankendrängen）などはその例として挙げられる。

時間面では、刻々と移り変わり流れる意識と体験に翻弄され、その中で溺れ、流され、自らの時間的な位置づけも把握困難になっている。時間は持続的に流れているものと感じられず、「今」は断片化された「今」として体験されるのみである。「今」と「今」とのあいだ、つながりが成立しないだけではなく、過去や未来が現在と重なって立ち現れ、それらの区別が困難になることもある。このように「存在者としての私」では時間の持続的な流れやパースペクティヴ的性格が希薄となる。

離隔と過敏

「存在者としての私」は今・ここの世界の中におり、その背後には俯瞰する冷静な「眼差しとしての私」がいる。解離という事態によって私は「存在者としての私」と「眼差しとしての私」に、さまざまな程度に離れ隔たる。それはわずかなズレとして体験されることもあれば、二つの間の埋めがたい距離として感じられる場合もある。「存在者としての私」と「眼差しとしての私」のどちらか一方に偏って体験されることもあれば、ときに一方が他者化することさえもある。

このようなあり方は通常の離人症のような現実感喪失とは異なっており、被注察感、実体的意識性、知覚過敏、体外離脱体験、幻覚などの多彩な解離症状へと発展する構造的基盤となっている。このような二つの自己へ離れ隔たる構造を空間的変容と呼ぶ。

なかでも二つの私のうち、主体が「眼差しとしての私」に偏って体験される時、それを離隔（detachment）と呼ぶ。それに対して、主体が「存在者としての私」に偏って体験される時、それを過敏（hypersensitivity）と呼ぶ。ちなみに以前、著者は二つの私に「離れ隔たること」を離隔と名づけたが、そのような detachment の用法は欧米では一般的ではなく、誤解を招く恐れがあるため、主体が「眼差しとしての私」として分離することに修正した。

空間的変容のひとつである離隔では、主体はおもに「眼差しとしての私」にある。「眼差しとしての私」は「存在者としての私」から離れて、空間のあらゆるところに位置しうる。多くは自分自身の背後空間や横の空間であるが、目の前の相手の背後やコップの中の空間にも「視点を飛ばせる」という。それに対して、「存在者としての私」はあくまで肉体に縛られており、本来的には、現実の世界の中に存在する私である。主体がおもに「存在者としての私」にあれば、空間的変容の過敏症状がみられる。そこでは「存在者としての私」は「眼差しとしての私」をもう一人の自分と感じることもあるが、たいていは私以外の「誰か」として感知している。その現れが気配過敏症状であり、対人過敏症状である[133]。「存在者としての私」にとって「眼差しとしての私」は多くの場合、「眼差しとしての他者」なのである。

解離性障害の患者は外出することに怯え、「人が大勢いるのが苦手です。人が怖い」と訴えることが多い。人込み、駅の改札口、電車の中などにおいて、閉塞感とともに人の視線に過敏になる。これを対人過敏症状という。患者は見られている感じがする、と述べるが、他者の眼差しに対して過剰な意味づけをすることはなく、その確信性も乏しい。つまり、「ただ見られているような気がする」「自分を浮いた存在として見ている」とか「変な人と見られている」というにとどまる。また部屋に一人でいるような状況では、背後からの被注察感とともに窓周辺存在感、家周囲存在感、家宅内存在感、物陰存在感など、宮本[70]のいう「死んだ空間」に実体的意識性として眼差す主体が現れる。これは気配過敏症状と呼ばれる症状である。ときに患者は「見られている眼差しを体で感じる」とか「後から誰かに刺される感じがする」と訴え、彼らの受ける眼差しがある種の体感的性質を帯びることがある。

「眼差しとしての私」の出現は、不安・恐怖を感じる状況での逃避的構えと関連しており、それによって意識の若干の緊張緩和や放心、さらに身体の弛緩あるいは運動減少がみられることが多い。また「存在者としての私」は、意識の若干の緊張緩和状況を背景にして、不安・恐怖など情動過敏なイメージへの没入とともに身体の緊張や過剰運動がみられることが多い。

離隔の三段階

次に離隔を三段階に分けて考えてみよう。第一段階である軽度の段階では「眼差しとしての私」と「存在者としての私」が漠然と離れ隔たってズレを感じている。「自分がここにいるという実感がなくて、どこか遠くから自分を見ているような感じがする」と言う時、二つの私の区別は明確ではなく混然としている。私から何かが抜けてしまったような、またどこからか自分自身を観察しているような感覚を抱いている。私は何かが抜けて去った後の殻のような、あるいは抜け出した魂のような二重化とも言える感じを抱く。「存在者としての私」は制御することが困難に感じるものの、あくまで遠ざかった私として感じている。世界、身体、私などこの世に馴染んだ世界は全体的にどこか夢のように実感のないものとして遠ざかる。現実世界の質的なまとまりは希薄になり、書割のように断片化した部分的対象が一様に遠ざかり、前景と背景のコントラストは色褪せ、映画を観ているように平面化して感じられる。近い過去も遠い過去も同じように並立化している。「存在者としての私」の目が実感を失っていき、知覚の実感は薄れ、あたかも表象へと引き寄せられているかのようである。

次に第二段階では、「存在者としての私」と「眼差しとしての私」が分離しているという意識がはっきりしてくる。「眼差しとしての私」の目の前に自己身体の一部ないしは全体が立ち現れ、体外離脱体験へとより近づく。たいていの場合、うしろ上方から自分の行動を見ているように感じる。ここでは二つの私の目が混合している。肉体の私の目は現実の知覚世界を眺めているが、その実感は薄れるとともに、離隔した私の眼差しの前のヴェールには幻想化された世界が映しだされ始める。「眼差しとしての私」が「存在者としての私」を強迫的に観察するといった過剰覚醒的意識はむしろ非解離性離人症の特徴であり、一応区別して考える必要があろう。

さらに離隔が進むと、私は空間の中に拡散し、溶けてしまうように感じられる。あるいは自らか作りだした空想的世界を自由に飛び回ることもできる。患者は目の前のスクリーンに映しだされた幻想的世界に没入しつつ、忘我（Ekstase, extasis ＝外に立つ）の状態にあると言ってもよい。これが解離性離隔の第三段階である。症例をあげてみよう。

症例　初診時二五歳の女性　特定不能の解離性障害

夜、眠った後にふと気づくと、自分が寝ている姿が見えている。壁をつたって子どもや夫が寝ているところへ行くこともある。壁を通り抜けることもできるんです。そのまま外にも行くこともある。寝ているときばかりじゃないです。起きている時もそのように体から離れることがある。そういう時は体が硬直していることが多く、自分の後姿が見えることもある。

この段階では現実の世界は切り離されており、あたかも表象が知覚化した世界の中を「眼差しとしての私」が浮遊している。典型的な体外離脱体験である。次の症例はさらに時空を自由に飛びまわっているさまが分かる。

症例　初診時二六歳の女性　離人症性障害

私には二つの目がある。肉体の目と心の目がある。肉体の目は現実のこの世界を見ているけど、それは現実的ではありません。肉体の目は動画の背景で書き割りっぽい。俯瞰している固定カメラのようです。心の目はイメージの世界を見ており、こちらの方が私にとっては現実的です。生き生きした躍動感、生命感とかは心の目。心の目は飛んでいる。目の前の空間にはない物が見える。心の目はビルの上からこっちを見ている。追っていくようなハンディカメラ。向こうに行きたいと思ったらすっといけるし、時間を遡って一〇年前にも行くことができる。

この段階ではときに外からは昏迷状態や睡眠状態のように見え、まったく動かないこともある。そのような外観にもかかわらず精神活動は活発であり、いわゆる恍惚状態になっていることもある。

空間的変容と同時的内省

長井[74]は、「すでに一定の仕方で世界へと現出してしまった自分」に観察の眼が向けられる事後的内省に対して、「まさに今、世界へと現出しつつある自分」に向けられる同時的内省を区別した。同時的内省とは、みることが同時にみられていることでもある二つの主体の同時的成立である。健康者の自己意識の人間学的均衡が破綻し、「自分をみつめること」の極へと傾いた場合が同時的内省であり、「(自分に) みつめられること」の極のほうへと傾いたのが被注察感であるとする。

長井は、一定の留保をつけながらも、このような自己意識の形式に統合失調症特異的なものをみようとし、同時的内省は統合失調症性の自我障害の前段階と考えられるとしている。統合失調症圏の患者において同時的内省は持続的に出現し、またそこには作為体験との境界線上にある体験を応急的に自己統制する防御策的側面もあると指摘している。

しかしわれわれがとりあげた解離性離隔を同時的内省と区別することは困難である。彼女が同時的内省の例としてあげているのは、次のような体験である。

「人と一緒にいるといつも、みんなの中にいる自分と、それを客観的に見ている自分とふたりいる。どんなに夢中になっても、外から見ている自分がいて、いつも醒めている。心から人の中にとけこめない。」

「自分を意識しすぎる。たえず自分で自分を見つめている。自分を見つめすぎるからテレビなどを見ても頭に入ってこない。人と話している最中でも自分ばかり見つめていて、相手が何を話しているかよくわからない。二秒前に聞いた話をもう忘れている。瞬間、瞬間に忘れてしまう。」

このような体験は離人症状や強迫症状でもみられうる非特異的症状であり、解離性離隔とも共通するところが多い。

同時的内省がたとえ持続的に出現したとしても、それが統合失調症圏の病態に特異的であると判断することはできない。このような体験を訴える患者がどのような疾患単位を背景にもつかは症例によってさまざまであり、診断に際しては病像全体の把握が不可欠である。従来の統合失調症圏に関する精神病理は、今後、解離の病態との異同を明確化することがますます要請されることになるであろう。

おわりに

解離性離隔にみられる「二つの私」は解離の症候学に対する了解図式のひとつである。本論では主に空間的変容に焦点を当てて、離隔について論じた。最後に治療的側面について若干補足しておきたい。面接では「眼差しとしての私」について患者に問い、それを話題にし、「眼差しとしての私」と会話することが治療的である。問うことがすでに「眼差しとしての私」をこの世界へと誘い出すことでもある。すでに述べたように、「眼差しとしての私」は患者を支える意義をもつ。そのような「私」との対話は患者に、支えられているという実感を与え、さらには幻聴や不安・恐怖などへの悪化を防ぐことにも通じると考えられる。

第6章　交代人格の一症例

はじめに

交代人格にはさまざまな特徴を持った人格がある。パトナム Putnam, F. W. は多くの交代人格の類型をあげている。[112] 主（ホスト）人格、子ども人格、迫害者人格、自殺者人格、保護者人格、内的自己救済者（internal self helpers, ISH）、記録人格、異性人格、性的放縦人格、管理者人格、強迫的人格、薬物乱用者、自閉的人格、身体障害のある人格、特殊な才能や技術を持った人格、無感覚的人格、模倣者人格、詐欺師、悪霊、聖霊など多彩である。細かく規定すればこれら以外にもさらに多くの人格類型をあげることができるであろう。

パトナムによると、交代人格の数は平均一三―一五人、中央値で八―九人といわれている。本来人格とは本来の戸籍上の人格であるが、この人格はどこかに隠れており、表面には出てこないでいることが意外に多い。主人格は病院に通ったり、買い物をしたりするなど日常生活を営む人格である。この主人格は本来人格と必ずしも同じではない。いわば日常生活を送る役割を担った交代人格である。

ロス Ross, C. A.[113] によると、ＤＩＤの交代人格は平均一五・七人であり、中央値は八・〇人である。交代人格の類型でいえば、子ども人格、年齢を異にする人格、保護人格、迫害人格が八〇％以上、異性人格が約六〇％、悪魔、現存する人間、異なった人種、故人となった親類などが二〇―三〇％にみられたという。

交代人格には治療にとって重要な中核群と付随的な周辺群があると思われる。たとえば、過食衝動や攻撃性、愛着欲求など抑圧された感情や衝動の満足を求める交代人格などはしばしば出現するが、これらはどちらかというと周辺群である。周辺群の交代人格は解離性の朦朧状態に連続していることが多い。児童の解離性同一性障害ではこのような周辺群の交代人格がみられることが比較的多い。本章ではこのような周辺群ではなく治療的にも重要な役割を持つ中核群が出現した解離性同一性障害の症例を提示し、その病態構造について論じる。

症例提示

症例K　初診時三三歳女性

地方都市にて出生。弟が一人いる。母親によると「昔からわがままを言わない子。自分を抑える」性格である。弟が喘息に罹患しており、母親はそちらに手がかかったという。中学の頃、家の中に誰かがいる気配を感じ、二、三人のおばさんが台所で雑談している声が聴こえたことがある。そのときは頭の中に声が浮かんできたともいう。

高校二年、同級生の男性から約一年間にわたってほぼ毎日、車の中で性的被害を受けたという。Kが「別れたい」と言うと、彼は車の中で暴れたり、頭をぶつけたりした。また「別れるならお前の父親を殺してやる」などと脅されることもあった。その後、父親が突然、交通事故で死亡した。父親の死後は高校を転校し、彼とは離れた。

父親の死から約一年後、体が動かなくて寝返りもうてない状態になった。気力もなく、夕方になるとボーッとテレビを観ている日々が続いた。高校卒業後は専門学校に入学したが、半分くらいしか通学できなかった。二五歳で結婚して二児を出産した。上の息子は発達障害と診断された。

二九歳になって以前の同級生からの性的虐待を頻繁に思い出すようになった。過呼吸、大量服薬、手首自傷、大声で叫んで家を飛び出すなどの衝動的行動がみられた。「頭がシャカシャカ」して現実感がなくなるという。反復して結婚直前の状態に戻ってしまい、その後に健忘を残していた。

X年一一月（三三歳）、筆者の外来を初診した。頭の中に父親など亡くなった人の影や風景が見える。「シャカシャカ」する時は誰かに頭がシャカシャカと振られて、脳が揺れている感じがする。そういう時は外へ飛び出したくなる。過去のことが繰り返し頭に湧いてきて、当時の自分になってしまう。スクリーンを通して周りを見ている感じがする。普段の自分とは違う自分が行動している感じがするという。

X＋一年四月には離人症状のみがみられる程度まで落ち着いた状態になったが、九月頃からふたたび衝動的に家を飛び出すようになった。ものを投げたり、包丁で自分を傷つけようとする。マンションの屋上の柵を乗り越えようとするなど衝動的行動が目立った。

X＋一年一〇月に閉鎖病棟に四〇日間入院した。入院中は落ち着いて過ごしていた。「性的虐待について徐々に想い出すようになった。頭の中のどこかの線が切れてショートしたような……。小さな花火が上がる。座っていられない。音に敏感になる。周りの人たちが自分に迫ってくるような感じがする」、「一八歳くらいから意識だけが飛んでゆく。自分は横になっているのに空から下の風景を眺めている。四階の柵を越えて座って下を見ていたけど、自分の視界はあまり憶えていない。自分のうしろから見ている視点だけが思い出される」と言う。

退院後の面接では次のように語った。「次第に過去を想起することが多くなった。ある日、左の方から過去の大量の記憶の断片が雪崩れ込んできた。高校時代の彼のことも怖くなく想い出せるようになった」、「今の生活には高校時代の彼のように急に人が変わる人がいないことがわかった。以前はちょっと相手がムッとするだけでも怖かったんです。小学校の時にお婆ちゃんがいた。その人は本当は父の姉だけど、子どもがいなかったので父が養子にはいったんです。その人が理由なく怒り出す人だった。いつもお婆ちゃんの顔色を窺っていた。それが一番のトラウマだった。だから人に対してものすごい恐怖があった。」

X＋二年三月、「自分の体から離れて遠くに行ってしまう。自分が分からなくなる。家を飛び出して、気づいたらスーパーのトイレの中にいたこともある。現実感がないときには体が自分の体ではないような気がする。見ていた景色を思い出すのではなく、離れたところから見た景色を思い出す。小さい時からそれが普通かと思っていた。遠い過去も近い過去も同じ。小学校の頃から家に帰るのが嫌だった。嫁姑のことで家族がピリピリしていた。自分の居場所がなかった。今の家族にもストレスを感じる」と言う。

六月、大量服薬のためふたたび数日間入院した。「自分がなくなってしまい、代わりに別の人格が私を支配してしまった」と言う。大量服薬の三日くらい前から「普通の自分と自分を殺したいと言っている自分がいる」と言う。「二〇歳前後から別人格がいた。それを自分では狂子と名前をつけていた。前は明るく振る舞うマリエはいない。狂子はいま二〇歳。狂子は怖い存在なんです」と言う。治療者は交代人格に会わずにこの症例の治療を進めることに限界を感じていたため、思い切って交代人格と会うことにした。

面接室で狂子を呼び出した。すると表情が変わって、狂子が出現した。「私はいつもうしろからKを見ていた。Kは我慢ばっかりして情けないからぶっ殺してやりたい」と言う。治療者は狂子の話を聴いて次のような話をした。「交代人格はもともと天使だと思う。それが使命を忘れてサタンのような存在になることがある。キミはもともとKを助ける使命をもって生まれた天使だ。これからはKを助けて欲しい」と説明した。すると「自分は悪魔だと思っていた。だってKがそう言うから。実は頭のシャカシャカは私がやっていた。Kを休ませるために私が外へ連れ出していた。私は普段は部屋みたいなところにいる。前はマリエがKから出たり入ったりしていたけど、最近は私が出たり入ったりしている」と言う。そして狂子は最後に「私もできるなら天使になりたい」と付け加えた。治療者は、K本人に対しても、「交代人格はもともと天使のような存在だから怖い存在ではない。だから交代人格とコミュニケーションをとるようにするのがいい」と指示した。

その数日後には「姑から嬉しいことを言ってもらえて、急に周りの世界が鮮やかに見えた。周りの人の気持ちが分かるようになって泣けてきた。これまでは周りの人に心配してもらいたかったけど、急に周りの人が私を心配してくれていたことが分かるようになった。シャカシャカするのもなくなった。びっくりです」と言うようになった。

八月、昔を振り返って次のように語った。「保育園の頃からもう一人の自分と空想の中で話をしていた。もう一人の私が見えることはないけど、自分とともに成長する。嫌なことがあると人に話さないで、自分の中で解決しようとしていた。今思うと狂子みたいに離れたところから冷静に見ている自分がいたように思う。小学校六年生の時にはストーカーみたいなおじさんに付け回されたことがある。中学二年には毎日のようにお婆ちゃんからお母さんの悪口を聞かされた。お婆ちゃんは自己中心的な人。皆、そういう人ばかりだと思った。人が怖くなって学校へ行けなくなった。このときにもう一人の自分になっちゃったと感じた。思ったことを口に出せなくなった。別人になった自分が学校へ行ってくれなかった。昔は孤独で居場所がなかった。自分がいてもいいんだと感じる場所がなかった。」

九月のある日、帽子を目深に被って、明らかにいつもと様子が違う。手が震えて怯えている様子。自分が誰なのかもわからないと言う。「おばあちゃんが訳も分からずひどく怒り出す。どこかの変なおじさんが変態のように自分を追いかけてくる。その怖い思いをカチカチに固めていた。私は今まで隅の方に隠れていた。自分でも名前はわからない」と言う。

一〇月、前回の診察の帰りに過去のことをあらたに想起したと言う。「二二歳頃、教会に住み込みで働いていた時、朝起き上がれないことがあった。その頃、教会長が鍵を開けて自分の部屋の中に入ってきて性的な悪戯をする。その記憶はなかったが、当時そのことでひどく悩んでいたことを母親から最近聞いた。マリエが消えた二三歳頃にその性的虐待のことを忘れた。教会で住み込みをしていたときはマリエだった。周りに合わせる鎧がマリエだった。」治療者はマリエを呼び出した。するとマリエは「私はKと狂子を守る鎧です。私は感情がない。そうしないと生きていられなかった。私ははじめは仮面だったんです。母親や周りの大人に合わせていた」と言う。

一一月、夫とともに来院。大量服薬と手首自傷があったと言う。ぼんやりとした表情をしており、腹部や左手に切傷が多数みられる。「相手に理解してもらえないことがあると手首を切ったり、飛び出したりする。マリエがすごく苦しがって私の中で叫んでいる。マリエはKを守る仮面や鎧の役柄を演じていたので、たぶんマリエが一番苦しい思いをしていたと思う」と言い、手を耳に当てて下を向いてじっとしている。

マリエに交代してもらう。「私はずっと演技をしていた。いつも本音を押し殺してきた。私は小学生の高学年に生まれた。小学校の担任の教師が体罰をする人で、私も吊るし上げられたことがある。ごめんなさいと謝らされて辛かった。中学には先生の前でいい子でいようと演技するようになった。夫にも家族にも言いたいことを言えなかった。私はずっとKの盾になってきたのに、Kはそのことに気付いていない。弟が喘息で病院に連れていかれたときに車の中で一人残されて不安だった。最近でも『お父さん、お母さん！』と叫ぶときには、いつもその時の光景が写真のように浮かぶ。でも自分はどれだけ辛かったのかを忘れている。その記憶を持っているのがY。Yが寂しい時にお話をしていたのがZ。鎧がバラバラになってしまったので、Kには生身でもやっていけるように強くなって欲しい。表に出てくるのにいいのは狂子。狂子はKと手をつないで一緒にいる。Kと私と狂子は混じってきている感じがする」と語った。落ち着かなく情動不安定であるため、休養目的で約一カ月の入院を指示した。

入院中に性的虐待のことを書いて教会に送って、すっきりとしたという。「マリエが落ち着かないときはパワーアップしたKと狂子が前に出る。最近はメグが出てくる。マリエはたくさんの仮面を持っている。相手に合わせた自分がいることに小学校五年生の時に気づいた。マリエは子どもっぽい。メグは大人。子どものときはマリエだったが、高校生になってからはメグだと思う。これって自分じゃないと思いながら行動をしていた。」

X＋三年三月頃からは、落ち着いていたため宗教関係の合宿生活に参加した。合宿生活では落ち着いていたが、七月に帰宅してからは無気力で引きこもりがちになった。七月のある日の外来面接で「名前がわからない人格」が出現した。「小さい頃はKもいろいろできたし、助ける必要もなかった。最近、Kは力が出ない。私はたぶん生まれたときからいる。役割はKの相談相手。Kは私に相談しているという意識はないと思う。私は物心ついた時から今までの嫌なことを見ていて、それを全部覚えている。Kが想起したくない記憶は私が持っている。頭で思い出さなくても体が思い出してしまう。子どもの育児とかはKが全面的にやっていたんです。でも私は主人とはやっていけない。上の子を育ててるのは無理だと思う。私には主人のことが好きとか嫌いとかの感情はない。主人のことが好きなのは私ではなくKなんです。」

二週間後、人格同士の交流が徐々にできるようになったと言う。「前回の名前がわからない人格はユキだった。ユキはこうしたいと思っているけど、Kはこう思っていると自覚できる。Kは気が弱くて反論できない。ユキは何でも思ったことをズバズバ言えるし、嫌な記憶も平気だったりする。昔の記憶で自分から離れたところから冷静に見ていた存在を感じていたが、それがユキだと気づいた。ユキは全部記憶している。思い出させていたのはユキで、嫌な記憶をポケットの中に押し込んで元気そうに振舞っていたのがマリエ。だんだん自分がマリエになれなくなってきて、周りの人と接することができなくなってきた。明るいマリエには無理が多い。」ユキは「高校生のその男性とは私が付き合っていたんです。私からするとKはまだ子どもみたいだから」と言う。

八月、人格はあまり交代しなくなったが、意欲の低下した状態が続いている。Kとユキとマリエがミックスしている状態だという。「過去の嫌なことがビデオを見ているように勝手に出てくる。最近は人格同士が大分混じってきているけど、よく笑って社交的なマリエが出てこないので、何を喋っていいのか分からなくなる。」「おばあちゃんは本当はおばさんなんだけど、おばあちゃんとして皆の前では演技して振舞わなくてはいけなかった。子どもなりに空気を察して演技しなくてはいけなかった。父親にも演技しろと言われていた。無意識のうちに演技をするようになったのがマリエだった。おばあちゃんが主人の母親と重なる。小姑にひどいことを言われても前はマリエで演技できたけど、今はそれができなくなってしまった。」

一〇月、人格がいい具合に混ざってきたと言う。「前は悪いことばかりがフラッシュバックしていたが、最近は楽しいことも自然に思い出せるようになった。」

一二月、「普通に三人に分かれる前の自分になったような気がする。中学二年生頃には二人くらいに分かれていた。お婆ちゃんと喧嘩を避けるためにもとの自分と別人に分かれた。別人は何もできなくてトイレに行くのがやっと。ずっと一年半くらい学校へも行かずに白昼夢を見ていた。その時は映像が見えて、声も聴こえていた。Kはときどき目覚めて近所に買い物に行ったり、普通に家族と話しをしたりするが、だいたい一日くらいで別人に戻る。別人になることで自分を守っていたところがある。」

X＋四年一月、「振り返るとお婆ちゃんの影響が大きかったと思う。周りがお婆ちゃんと同じような人ばかりだと思っていた。本当は嘘の家族なのに、本当の家族のように演じていた。嘘の自分をつくって、お婆ちゃんの気に入られるようにしていた。本当の自分が分からなくなって、仮面の自分が本当の自分になってしまった。マリエは仮面を被っている自分であり、狂子はありのままの自分を引きずりだそうとしていた自分」だと言う。

初診から三年半を経過した現在、服薬はしていないが、解離症状もなく家事をこなしている。表情は自然になり態度振る舞いにも余裕がみられ落ち着いた状態である。

最近、Kは次のように語っている。「過去がちゃんと過去になった。それまでは現在も過去を生きていた。過去はもうないはずなのに現在も過去の時間の中にいる感じになっていた。現在に靄がかかって、過去が現在に覆いかぶさってしまっていた。」

症例の概要

この症例は明確な交代人格を有しており、解離性同一性障害と診断される。幼少時から祖母のこともあり、「家に居場所がない」と感じていた。中学の時には一時的に不登校がみられた。高校二年の時には同級生の男性から脅され、毎日のように性的暴行を受けたという。それが半年くらい経った頃、突然、父親が交通事故で死亡した。その後もしばらく性的暴行は続いたが、結局、転校することになった。ところが父親の死から約一年後に「うつ状態」が出現し、通学困難となった。しばらくして落ち着いた状態に回復し、二五歳で結婚した。

二九歳頃から高校時代の性的外傷体験を頻繁に想起するようになり、それとともに過呼吸、健忘、情動不安定、大量服薬、手首自傷、家を飛び出すなどの衝動的行動がみられるようになった。近医にて治療を継続したが、改善されないため三三歳の時に初診。その後は安定している時期もあったが、自傷行為や大量服薬、衝動行動が反復される傾向にあり、入院も繰り返された。治療が一進一退を続けるなかで、患者が交代人格の存在を示唆したことから、交代人格に接触することにした。その時にはすでに初診から一年六カ月が経過していた。

最初に出現した交代人格は凶暴な性格といわれる狂子であったが、以後、マリエ、メグ、ユキなど多くの交代人格が出現した。その後の経過はさまざまな外傷体験を想起し、それに応じた人格部分が統合されていく過程であった。

解離性の記憶想起

症例Kの病状経過は記憶を回復する過程でもあった。二九歳になって解離症状が出現して情動不安定になったのは、高校時代の性的外傷体験を頻繁に想起するようになってからである。その後の経過は、祖母のこと、家庭のこと、小学校のストーカー事件などを徐々に想起していき、最終的には教会での性的外傷体験を想起することによって安定化するに至った。つまり想起の過程がそのまま回復の過程でもあった。

Kはさまざまな過去の外傷体験や交代人格の存在を語っているが、それらが事実であるという保証はない。外傷体験は現在の状態から想起されたものであって、そこには断片化した事実の要素と想像の要素が融合しているのが通常である。たとえば生まれた時からや小学校の時から存在している人格がいるといった訴えはにわかには信じがたい。過去を想起して得られた記憶内容に解離の影響がみられることはじゅうぶんに考えられる。では解離の病態は想起に対してどのような影響を与えているのだろうか。

時間的変容では同一性や記憶の連続性が分断されているが、それに対して空間的変容においては同一性や記憶の連続性は保持されており、そこには離隔と過敏という二つの状態がみられる。回復過程における記憶想起とは時間的変容から空間的変容への移行であり、それらの混合ともいえる。

まず空間的変容に関連した想起についてみてみよう。Kの記憶想起には二つの類型がある。一つは「自分の身体から離れた視点から自分と周囲世界を想い出す」形式での記憶想起である。たとえば高校時代の車の中での性的外傷体験について車の上から見下ろす形で想起している。離隔症状との構造的関連性からこのような想起を「離隔型想起」と名づける。

さらに一つは「過去のことが繰り返し頭に湧いてきて、当時の自分になってしまう」と言うように、現在が過去の記憶へと重なるフラッシュバックとしての記憶想起である。離隔型想起とは異なった肉体的視点からの想起である。これを過敏症状との構造的関連性から「過敏型想起」と名づける。

離隔型想起の存在については古くから指摘されてきた。ゴールトンGalton はかつて自分の視点ではなく離れたところからの視点で情景を想起する人たちがいると指摘し、彼らは心的舞台における役者のように自分自身を視覚的に見ると指摘した。その一〇〇年後にニグロ Nigro, G. らは当事者視点（field perspective）と観察者視点（observer perspective）による記憶想起を区別し、強い情動や自己意識を伴った記憶や古い過去の記憶を想起する時には観察者視点で想起される傾向があることを示した[96]。

症例では「四階の柵を越えて座って下を見ていたけど、自分の視界はあまり憶えていない。自分のうしろから見ている視点だけが思い出される」、「見ていた景色を思い出すのではなく、離れたところから見た景色を思い出す。小さい時からそれが普通かと思っていた」などと語っているが、これは体外離脱にも似た観察者視点からの記憶想起である。必ずしも過去のその時点で体外離脱しているわけではないが、体外離脱した視点からの記憶表象として想起するのである。このような想起の状態はぼんやりとした意識変容であることが多く、記憶想起における現在の状態が記憶表象の内容と類似した構造を持っていることがわかる。

過敏型想起においては、「おばあちゃんが訳も分からずひどく怒り出す。どこかの変なおじさんが変態のように自分を追いかけてくる。その怖い思いをカチカチに固めていた」というように、凍結させていた過去の記憶がまさに現在に甦る。過敏型想起では、離隔型想起とは異なり、周囲の刺激に過敏で落ち着かない状態であることが多い。

彼女は「性的虐待について徐々に想い出すようになった。（そういう時は）頭の中のどこかの線が切れてショートしたような……。小さな花火が上がる。座っていられない。音に敏感になる。周りの人たちが自分に迫ってくるような感じがする」と語っている。これは想起する状態が解離性の過敏状態であり、ここでも記憶想起における現在の状態が記憶表象の内容と類似した構造を持っていることがわかる。

このように記憶想起には離隔型と過敏型の二類型がみられるが、ともに想起内容と想起する状態は構造的に類似していることが特徴的である。離隔型想起とは現在の状態が過去の「眼差しとしての私」の視点と共振する形での想起であり、かつて構造的に背後の位置にあったと思われる「私」が抱え込んでいた記憶の想起である。この想起は外傷体験の全体像を俯瞰的に想起する観察者としての想起である。過敏型想起とは現在の状態が過去の「存在者としての私」の視点と共振する形での想起であり、かつて構造的に前面の位置にあったと思われる「私」が抱え込んでいた記憶の想起である。つまり外傷体験が断片化した形でフラッシュバックする当事者としての想起である。

これら二つの想起は時間的変容から空間的変容への移行段階においてみられ、解離性障害における交代人格の回復過程にみられる[126]。時間的なつながりに乏しかった現在と過去、つまり時間的変容が空間的変容における「眼差しとしての私」と「存在者としての私」という関係の中へと移行するのである。

次に時間的変容にまつわる記憶想起であるが、これは交代人格がそれぞれ持っている固有の記憶である。交代人格のそれぞれはそれぞれの同一性と関連した記憶断片を持っている。虐待の記憶を生々しく抱え込んでいる人格もいれば、虐待を別の視点から記憶している人格もいる。たとえばKは高校時代の男性から「性的虐待」を受けたと想起したが、のちに出現したユキという交代人格は「高校生のその男性とは私が付き合っていたんです。私からするとKはまだ子どもみたいだから」と述べている。当時の彼女の心はその男性から虐待を受けたと感じていた部分と、その男性と子どもではない関係で「付き合っていた」とする部分が統合されないまま混在していたのであろう。したがって男性との関係は一方的な「性的虐待」であったとは一概には言えないところがあった。解離の病態において過去の現実は断片化した交代人格のそれぞれに散逸している。

過剰同調性

解離性同一性障害の患者の対人関係には発病前の幼少時から一定の傾向があるように思われる。患者は他者の思い描く理想的イメージあるいは相手の欲望の対象に同一化しようとする傾向がある。あるいはひたすら相手の表情と状況を読んで、機嫌を損ねないようにする。親からみて「いい子」だったといわれることが多い。相手の責任を追及したり、相手に対して攻撃的態度に出たり、自己を主張したりすることは少ない。自らがどのような欲望、同一性、確信、意見を持つかではなく、相手がどのような欲望や感情を自分に対して向けているかが最大の関心事なのである。うまくいかないことがあると、外的状況を調整したり相手を攻撃したりするなど外界に働きかけるようなことはせず、自らを責めたり自らを変容させるのである。このような傾向は目の前の相手のみではなく、その場に対してもみられる。つまり家族の雰囲気や学校という場での緊張感、雰囲気、空気などを読んで、トラブルにならないように自己犠牲的に周囲に合わせようとする。以上のような特徴を「過剰同調性」と名づける。

このような対象関係の背後には人に対する不安と人に嫌われるのではないかという怯えの意識がある。そこに虐待やイジメなどが関連しているであろうことは容易に推測ができるが、患者はこれらの不安や怯えを隠蔽するかのように相手に合わせようとする。

思春期になると相手に合わせる私からはみ出したもう一人の私が生まれる。それは思春期における自我の形成と関連している私である。対人恐怖では仮面と素顔が対立的に意識されて、そのオモテとウラの葛藤に苦悩しているが、ここでいう自己意識はそれとは異なっている。それぞれはまるで別人格のように離れている。このように現実世界において自己犠牲的に周囲に合わせる私の背後に、形のはっきりしない私が形をとり始める。それはむしろ私という表現よりも場所と言った方がいいかもしれない。

交代人格の類型化

交代人格の一つの系列は周囲世界にうまく合わせる存在である。身近な他者に受動的に合わせる傾向を持ち、決して相手を追及したり、攻撃したりすることはない。自らの本音を切り離し、他者へと過剰に同調する存在である。交代人格であるマリエはKを守る役柄をずっと演じて、本音を押し殺してきたと言う。本音を抑えたのではなく、まさに押し殺したのであり、この世から本音の部分を消してきたのである。マリエはまさにKにとって仮面、鎧、盾であった。マリエの大人バージョンであるメグもまたこの系列に属しているとも言えよう。

これらの存在は相手の機嫌を損ねることなく対応し、背後で怯えている自分を守る盾のような存在である。心的外傷に晒されながらも何とか生きのびようとする自己保存的な機能を持つが、自己犠牲的な役割を持つ「犠牲者としての私」に由来する。この人格はその時、その状況の記憶を一人で抱え込んでおり、他の部分とのつながりを持たず、時間・空間的に狭窄した世界にいる。身代わり（scapegoat）としての私であり、これを身代わり天使（scapegoat angel）と表現することもできる。時にこの人格は外傷記憶をさらに別の人格（症例ではYとかZに相当する）に委譲し、自分はその記憶を忘却していることもある。このような役割は疲労を招き、長くは続かない。疲弊状態で背後の空間に移動し、眠りに入ることもしばしばである。これらの人格は過剰同調的で自己犠牲的な「犠牲者としての私」を基盤に発展する犠牲者人格である。

さらに一つの人格系列は、ときに攻撃的・批判的になりつつも本音を吐き、より経過の全体を把握している人格である。攻撃的な狂子や物心ついた時からの記憶を持ち本音を主張す

表1　二つの人格系列

「犠牲者としての私」を基盤に発展する犠牲者人格
→　救済者（身代わり天使）と迫害者

「生存者としての私」を基盤に発展する生存者人格
→　救済者（守護天使）と迫害者

るユキはこの系列に属するであろう。このような人格は日常生活に出現することは少ないこともあり、名前を持たないこともしばしばである。この系列の人格は外傷体験の記憶を持っていることがあるが、自らが外傷を身に受けることはない。犠牲者としての自分からはつねに距離をとっている「生存者としての私」に由来する。この生存者は犠牲者あっての存在であり、それゆえにある種の負い目を持っている。また観察者のように事態の全体を眺め、ときに状況を的確に判断し、助言を与える守護天使（guardian angel）のような役割を果たすことがある。マリエが身代わり天使ならば、狂子は守護天使として機能する。アリソン Allison,R.B. の内的自己救済者（Inner Self Helper, ISH）はこの系列に含めることができる。これらの人格は「生存者としての私」を基盤に発展する。

迫害者と救済者

これら二つの人格系列はしだいに交代人格としての同一性を獲得していくが、ともに救済者と迫害者へと発展する可能性を持っている。

犠牲者人格は苦難や虐待などを自らの身に受け、残りの私の部分（生存者人格）を生き延びさせようとする。外傷記憶をひとりで抱え込み、「身代わり」、「犠牲」として患者の全体から切り離される。仮面における盾や鎧の役割を果たすこともある。自らの身を犠牲にして生体全体を守るのである。この意味で救済者としての役割を持っているといえるが、ときにこの人格は外傷体験をひとりで抱え込まされたというやりきれない絶望感と怨みを生存者人格に対して抱く。暗い人格であることが多く、怨恨が大きくなり迫害的で攻撃的な態度に出ることがある。背後の位置から幻聴の形で「死ね」とか「手首を切れ」などと中傷的な言葉を浴びせ続けることもある。

生存者人格は虐待状況から距離を取り、状況全体を俯瞰的に眺めて適切な助言を与えることがある。その点で救済者的機能を持つ。しかし一方で状況と自らの全体像を把握していることもあり、自由を獲得しており、厳しい本音を吐くこともある。過去の記憶を想起させようとすることもある。現実世界で行動している自分に対して厳しく「生きていてもしようがない」、「死んでしまえ」などといった言葉を浴びせる。狂子の「私はいつもうしろからKをみていた。Kは我慢ばっかりして情けないからぶっ殺してやりたい」という言葉はこのような背景から理解できよう。比較的明るい人格であることが多い。

このようにみるとどちらの系列の交代人格であっても、救済者としての側面と迫害者としての側面がある。この二つは構造的に相互に転換させることは比較的容易である。問題は治療者を含めた周囲がいかなる眼差しを交代人格に向けるかである。背後存在としての交代人格は本来、形が定まっていない。そのため治療者が交代人格に対して一定の役割と形を与えることによって、攻撃的な交代人格を守護的存在へと変換させることも可能である。私が狂子に対して発した「キミはもともと天使だから、Kを助ける使命をもって生まれた」という言葉は狂子の魂にあらたな形としてのヴェールを被せたともいえよう。

生存者人格の批判的で攻撃的な言葉は、現実に対処できない自分自身を何とかして自立させようとする思いからきていると考えられないこともない。このように迫害人格を治療の協力者とすることは臨床では欠かすことはできない。パトナムもそのことについて論じている[112]。

おわりに

解離性障害の治療論の多くは交代人格との交流の重要性を説いている。回復過程は時間的変容から空間的変容へと移行するという観点[126]からすると、本論文で述べた治療過程は、治療者の眼差しを介して、時間的変容である交代人格を空間的変容の構造に組み入れようとする試みでもある。それはまた交代人格と治療者のさらには交代人格と患者自身との交流の試みでもある。このような交流において、ここで述べた交代人格の二系列を把握しておくことは有用であると思う。治療論の詳細については後の章でさらに論じる。

第Ⅱ部　解離の症候学と構造

ヒステリー性幻覚についてエー（Ey, H., 2001）は次のように述べている。（ヒステリー性幻覚とは）「ある対象のイメージの、一挙にして完全な、総体としての把握であり、表象から感覚への変容である。……ヒステリー者においてイメージのもつ力はかくも強い。」「実際に経験されている体験はあふれるほどのイメージ群で構成され、それらのイメージ群は、……内在的で自律的な運動の中で発展していく。……この第二状態にある意識は、たしかに、意識のある種の第二の中心を作り出し、そこに、現実性を凌駕しつつ、想像作用が燃え上がる。」ヒステリーにおいて表象と幻覚の結びつきはかくも強い。内部から発した表象は外部のものとしての感覚性を獲得し、幻覚として出現する。ヒステリーにおいて、断片的で部分的な表象は自らの欲望と怯えを背景として、全体性、現実性へと自律的に発展していく。

解離性障害では妄想（とりわけ妄想知覚）がみられることはまずない。それに対して幻覚は解離性健忘／遁走を除き、比較的多くみられる。第II部では解離性の幻覚（幻聴、幻視、体感異常など）をまず取り上げる。さらに症候学全体から解離の病態構造について解説を加えた。また解離の病態理解にとっては不可欠な「解離と夢」の問題について論じた。

第1章　解離性幻聴

序――ヒステリー性幻覚

解離性障害あるいはヒステリーの幻覚については従来さまざまに論じられてきたが、その症候学的把握はいまだじゅうぶんであるとは言いがたい。近年、解離性障害や外傷後ストレス障害などが注目されるに至り、その症候学的検討もみられるようになった[113,126,130]。

今日、身体化障害や転換性障害といわれる病態において呼名幻声などの幻聴、幻覚などがみられ、転換性幻覚と言われることもある[27,76]。それらは病識があり現実検討が保たれており、多くの感覚様式にわたって幻覚がみられることも特徴とされているが[3,4,33]、これらの特徴は解離性障害においても当てはまるであろう。竹内らは一六例のヒステリーにみられた幻覚の臨床的特徴について報告した[151]。主たる診断は転換性障害九例、解離性障害四例、心因性疼痛障害三例（DSM-Ⅲによる）であった。幻聴は一五例とほぼ全例にみられ、幻視は一三例にみられた。幻覚は意識清明な状態で認められ、患者は幻覚を外部の現実と混同したり、圧倒されたりすることは少なく、偽幻覚に相当するとした。

一般に解離性同一性障害では幻聴が三二―七二％、幻視が一六―七二％みられるという[100]。田中は解離性幻聴を聴覚性フラッシュバック、想像上の友人、交代人格によるものなどに分けて論じている[152]。

解離性障害では意識が一見清明である場合もあれば、明らかに意識が変容している場合もある。ときに意識変容を伴った錯乱状態を呈し、幻覚などに圧倒される[130]。洞察性や現実吟味などはまったく認められないこともあるが、たいていの場合、しばらくたてばそれが夢のような現実のような体験であったと振り返る。

北米の研究者[113]によれば、解離性障害では統合失調症に比較してシュナイダーの一級症状がより高頻度にみられるという。ロスRoss, C.A.[113]は「シュナイダーの一級症状の数が多ければ多いほど、統合失調症よりも解離性同一性障害の可能性が強い」と主張し、注意を喚起している。そのような指摘の妥当性については今後の研究をまたねばならないが、解離性障害と統合失調症の症候学的比較検討は重要な問題である。従来、ヨーロッパの精神医学が統合失調症との密接な関連性を主張してきた一級症状や離人症が、北米を中心とする精神医学において解離の病理へと引き寄せられているようにも思える。このことから統合失調症の精神病理は解離性障害との比較検討を通してさらに発展する可能性があると言え、解離性障害の精神病理もまたそれによって精錬されねばならない。

本章の目的は解離性幻聴について症候学的に検討し、統合失調症の幻聴との比較検討をすることにある。

解離性幻聴の概略

今回、調査の対象となった解離性障害四三例の下位分類は、解離性健忘二名（五％）、離人症性障害五名（一二％）、解離性同一性障害一二名（二八％）、特定不能の解離性障害（ＤＤＮＯＳ）二四名（五六％）であった。解離性遁走と診断された症例はなかった。ＤＤＮＯＳの割合は従来の報告[69]とほぼ同程度であった。性別では男性九名に対して女性三四名であり、女性が約八割と圧倒的に多かった。発症時平均年齢は二六・〇±七・三歳であった。

幻聴は三八例（八八％）とほとんどの症例にみられた。幻聴がみられなかった五例のうち三例は離人症性障害であった。言語性幻聴以外の幻聴関連症状としては聴覚過敏、呼名幻声、音楽幻聴、要素幻聴などがあげられるが、これらの症状は解離性障害の臨床でしばしばみられる。われわれの症例では聴覚過敏三六例（八四％）、呼名幻声二五例（五八％）、音楽幻聴二四例（五六％）、要素幻聴一九例（四四％）であった。これらの症状は、中安[91]の主唱する初期統合失調症の三〇種の初期症状にすべて含まれている。初期統合失調症における頻度はそれぞれ、聴覚の強度増大ないし質的変容（一六％）、呼名幻声（一三％）、音楽幻聴（四七％）、要素幻聴（一七％）であり[91]、解離性障害のほうが全体に頻度は高い。とりわけ聴覚過敏の頻度差は大きく、聴覚過敏は初期統合失調症よりも解離性障害で際立っている点が注目される（八四％対一六％）。この症状はひとりで部屋にいるときに多く、微かな音にも敏感で、不安や怯えを伴うことが多い。

呼名幻声についてはセッドマン Sedman, G.[123]が偽幻覚で多くみられたと報告している。彼によれば、意識清明状態あるいは半覚醒状態においてみられた聴覚性偽幻覚には呼名幻声が多く、身近な人物が自分を呼ぶ声であった。診断は心因反応、神経症性抑うつ、パーソナリティ障害、気分障害、慢性器質性症候群などであった。

われわれの症例では名前を呼ぶ声のみならず、漠然と「おーい」などと自分を呼ぶ声が聞こえる例もある。この症状も解離性障害と初期統合失調症では際立った頻度の違いを示している（五八％対一三％）。音楽幻聴は器質性疾患、てんかん、Charles Bonnet 症候群、気分障害、統合失調症など多くの障害でみられるが、われわれの症例のほとんどが初期統合失調症と同様に「頭の中で聞こえる」と報告した。断片的な要素的幻聴は電話やサイレン、チャイム、鈴の音などの単純な音であることが多いが、ときに人の低い呻き声や唸り声などが聞こえることもある。また入眠時幻覚は九例（二一％）にみられた。

中井[75]は統合失調症の臨床的発病に前駆する「いつわりの静穏期」に思路の無限延長・無限分岐、遠近の逆転を伴った聴覚過敏、過去や未来の表象の接近などとともに、聴空間化された「頭の中のさわがしさ」を訴えることがあると指摘している。これは「なにものかがひしめき合っているごとき騒がしさ」、「観念の自由基のひしめき合うざわめき」ともいわれ、多数の低い音の集合で、連続的なものであるという。中安[91]はこの症状を初期統合失調症の自生思考と同様の症状であるとしている。しかし、これらの症状は統合失調症に特異的であると考えることはできない。われわれの症例では、「次から次へと連想が湧いてくる」とか「頭がいつも過剰に考えている」などといった思考促迫が二四例（五六％）にみられた。また「頭の中がさわがしい」「頭にノイズが走る（響く）」「頭の中がうるさい」「頭が勝手にざわざわする。

頭の中がパニックで、ごちゃごちゃする」など頭部内喧騒感ともいえる症状は一九例（四四％）にみられた。

以上の症状は解離性障害をはじめとして境界例、アスペルガー症候群、初期統合失調症などにしばしば出現するが、詳細に検討すればそれぞれの病態によって症候学的に若干の差異が認められるかもしれない。ちなみに統合失調症圏の病態の場合、不安に満ちた解離性障害と異なり、余裕のない緊迫感が感じられることが多いように思われる。

言語性幻聴の内容は、「早くしなさい」「壊しちゃえ」「食べるな」などといった命令幻聴二七例（六三％）、「死ね」など死を促す幻聴二三例（五四％）、「頭が悪い」「首だ」「ボケ」「お前は駄目だ」などといった中傷幻聴一六例（三七％）などであり、患者を直接に攻撃、中傷する幻聴が圧倒的に多くを占めていた。その他、「外に出たい」「苦しい」など交代人格を思わせる声、幼児の声、死去した身近な人物の声などがある。さらには幼児の声で「楽しいところへ遊びに行こう。向こうへ行けば楽になるよ」とか、生活面でさまざまな具体的助言をしてくれる守護的存在の声が聞こえることもある。

幻聴対象の立ち現れ――内部と外部

偽幻覚（Pseudohalluzination）についてはヨーロッパにおける長い議論の歴史がある。(6) ヤスパース Jaspers, K.(49) によれば、偽幻覚は明瞭で細部を具えており、生き生きとした感覚性（Sinnlichkeit）をもち、意志によって左右されない点では知覚と異ならない。しかし、実体的（leibhaftig）ではなく画像的（bildhaftig）であること、客観的外部空間ではなく主観的表象空間に現れること、この二点において表象の性格を持ち、真性幻覚とは異なっているとされた。ヤスパースは、偽幻覚の成立には「その対象が現実に実在するか否か」についての実在判断（Realitätsurteil）は関与していないと考えた。つまりヤスパースは偽幻覚の空間的立ち現れに重点を置いたのである。それに対してゴールドシュタイン Goldstein(113) は偽幻覚における実在判断を重視した。

ロスによれば、解離性同一性障害の幻聴は頭の内部から聞こえることが多く、命令し、迫害する内容をもち、自傷や他害を患者に命じることがある。ときに幻聴は患者を宥め、安心させることもある。それに対して統合失調症では幻聴が外部から聞こえるという特徴をもつという。武内[150]は統合失調症にみられる音楽幻聴を調査し、音楽の起源は八〇％が外部起源であったと報告している。しかし単純に解離性幻聴の起源を内部、統合失調症性の幻聴を外部と区別できるわけではない。

解離性幻聴は確かに「頭の内部から聞こえてくる」とか「頭の中に響く」と訴えられることが多い。このような内部起源の幻声は二六例（六一％）の症例でみられた。それに対して、外部起源の幻声は二一例（四九％）にみられた。また内部と外部の両方を起源として認めたのは一二例（二八％）であった。なかでも背後の空間から声が聞こえると報告したのは一五例であり、外部起源の幻声の七一％を占めていた。このような症例では、状態が悪化すると何度でもうしろを振り返る行動がみられることがあった。これらの症例ではすべてに「背後に誰かがいる」と強く感じる実体的意識性がみられた。「耳元に声が聞こえる」、「耳元で誰かがぼそぼそと低い声で囁く」といった耳元に聴こえる幻声は一二例（二八％）にみられた。うち一一例（一一／一二＝九二％）が自分の肩のあたり、あるいは背中にぴったり接するように誰かがいる気配を感じる実体的意識性[70、131]を認めた。

このように外部から声が聞こえるという症例の大半が身近な距離に誰かがいるという近位実体的意識性[131]を伴っており、実体的意識性と解離性幻聴との密接な関連が示唆された。

木村[53]によれば、幻覚は統合失調症にとっては非特異的症状であるが、幻覚が出現した場合には特有な統合失調症的様相を帯びるという。彼は、幻声が明確な外部的現実感を伴って、あるいは外部からの侵入感を伴って聞かれるのは非統合失調症的精神病に特徴的であるのに対し、統合失調症において他者は自己が自己となる自己の中心部に忽然として姿を現わすという。安永[176]によれば、統合失調症の幻聴は「頭の中に響く」という表現が多く、直接に脳内に感じるという。ただしその起源は多く外界に投影され「外からの刺激で脳内に響く」（傍点筆者）ため、「電波によって聞こえてくる」「テレパシーで聞えてくる」という表現がしばしばとられることになる。木村と安永の論考には若干の相違が認められるが、共通して内部空間と外部空間といった区別が統合失調症においては成立していないことを示唆している。

統合失調症性幻聴は外部起源の言葉が内部に侵入、あるいは内部・自己に「忽然と」現れ、そこに「響く」のであって、単純に「外から声が聞こえる」というものではない。外部・他者からの刺激が無媒介的に内部・自己に出現する。そこには内部と外部における矛盾した二重性がみられる[168、175、176]。統合失調症の患者がしばしば訴える「誰かが小さな機械を頭の中に埋め込んだため、そこから声が聞こえる」などといった言葉にはこのような構造がはっきりと窺える。また統合失調症では次の症例のように外部空間と内部空間の奇妙な関連性がみられる。

いま自分が不安に思っていることとか、心配していることを突くように聴こえる。私が辛くて落ち込んでいる時にそれを揶揄しているかのように誰かの口笛が聴こえる。あまりにタイミングがぴったりしているので、聴こえていると確信する。信号待ちをしていて、横断歩道の向こう側の人が私のことを知っていて見ている感じがして、嫌だと思う。まるでタイミングをはかったかのようにそこにいる。自分の家の目の前に車が止まっていると、自分のことを窺っているかと思って警察を呼んだこともある。

（二九歳男性）

この症例は典型的な統合失調症であるが、内部の自分の感情や思考の動きに合わせて、タイミングを合わせるかのように外部から聴こえるのである。そこには内部空間と外部空間はどこかで奇妙につながっており、内と外の区別が破綻している。またそこには自己に対する他者の優越性、圧倒性、先行性などの特徴が窺われる。

解離性幻聴ではこのような特徴はみられない。声は彼方から無媒介的に聞こえるのではなく、身近にある、見えない「暗い空間」から聞こえてくる。そのためカーテンの陰や窓の周辺、部屋の隅、扉の向こう、物陰、ときに背後、肩、耳元の空間に怯え、ときにそこに誰かがいるのではないかと思って確かめに行くこともある。「うしろから聞こえる」時、彼らは幾度となくうしろを振り返る。しかし、誰もいないと分かればそれ以上の行動に出ることはない。「暗い空間」とはその暗さゆえに把握できない漠然とした空間であり、そのような空間に対する声の判断不能性は保持されている。統合失調症患者とは異なり、解離性障害においては内部空間と外部空間の自然な区別が保たれていると言えよう。

幻聴に対する主観的構え

解離性幻聴は感覚的にありありと、短い言葉で、明瞭な意味をもって出現することもあるが、そればかりではない。モゴモゴと何を言っているのかわからないような声であったり、遠くから歌声が聴こえたり、サイレンの音、電話のベルの音などが聴こえたりすることも多い。内容の多くは身近な他者が発した言葉の記憶表象、自分自身に対する感情、身近な他者に対する不安・恐怖・願望などさまざまな自分の思いが断片的に言語化・知覚化されたものと思われる。つまり自分の記憶、思考、感情を素材に、それらにまつわる表象が知覚化されたものであろう。

解離性障害では妄想知覚がみられることはないが、幻聴から発展して妄想的となることもない。解離においては周囲世界からの知覚や他者の言葉が妄想的意味をもって迫ってくることはない。死を促したり、中傷したり、誘ったりする幻聴には、主体にとっての意外性や未知性などはない。そこには幻聴と自分の思考や表象との連続性が窺われる。また幻聴に対しても「空耳かもしれない」と判断する余裕がある。つまり、自分の思考や記憶・空想などの表象がたまたま知覚であるかのように感じられたと捉えなおされる余裕、自由、選択の可能性がある。

彼らの多く（四〇例、九三％）は解離性離人症状を呈し、ほとんどの症例が夢（想像）と現実の区別がつかない、夢の中のような感じがする、過去の記憶と現実の区別がつかない（これは従来離人症との関連性を指摘されてきた既視感 déjà vu に相当する）などと訴える。

これらの体験に共通しているのは、知覚が表象のように感じとられ、表象が知覚のように現れるといった体験である。ときに世界は表象のように疎隔化され、現実感なく体験され、あるときは表象が知覚的現実のようにありありと体験される。解離性障害の患者の多くが幻覚を説明するのに「……のような」という表現を使うのはその一例である。

もちろん症例によっては幻覚が圧倒的な迫真性をもって主体に迫ってくることもあるが、幻覚に対する余裕、自由、選択可能性などは基本的に変わらない。仮に興奮して現実吟味ができない状態であっても、しばらくすれば夢が醒めるようにいずれ落ち着いて判断できるようになる。過去の幻覚体験に対して確信的に捉えていることはない。

それに対して統合失調症の幻聴の特徴は、感覚的には曖昧であってもその意味は過剰であり、感覚と意味の間に断裂がみられる。幻聴の内容には意外性、未知性が含まれており、より他者性が濃厚である。解離性幻聴に見られるような自分の思考、表象との連続性はみられない。また幻覚に対しては強い確信性がみられ「そうとしか思えない」といった被強制感があり、余裕、自由、選択可能性はない。その背景に安永の「裂隙」を伴う離人症[168、175]や、内沼[155]の「知覚対象の無規定化」を想定できるが、解離性障害では「裂隙」や「知覚対象の無規定化」がみられることはない。

死の主題をめぐって

田中[152]の報告した解離性幻聴五症例のうち三例は「死ね」と聞こえる幻聴を訴えている。仲谷[77]は意識清明の状態で外部空間から実体的に「死ね」という命令的な転換性幻聴が聞こえた症例を報告している。われわれの調査では「死ね」など死を促す幻聴が二三例（五四％）と半数以上にみられた。大量内服二二例（五一％）や自傷行為二四例（五六％）がみられた症例ではそれぞれ六八％（一五例）と六三％（一五例）が死を促す幻聴を訴えた。とりわけ大量内服と自傷行為がともにみられた一七例（四〇％）のうち、一三例（一三／一七＝七七％）に死を促す幻聴がみられたことは注目に値する。このように自己破壊的行動と死を促す幻聴は密接な関連性を有しているが、それらは抑うつ状態との関連でみられるのではなく、些細なことを契機に突然に出現することが多い。

加藤[51]はラカンの構造論的精神分析の文脈で統合失調症の「死ね」という幻聴を次のように解釈している。空虚の過充満を本質とする〈非意味の力〉は統合失調症の幻覚および妄想の根底をなす在り方である。主体は他なるものへと無防備に開かれすぎており、他なるものの身体であることを余儀なくされている。幻覚や妄想は〈非意味の力〉を減圧する効果をそなえていることから、統合失調症の症状は「過充満 - 不死性の症状系列」と「切断 - 死の症状系列」に分けられる。「切断‐死の症状系列」では、自己や他者の身体に切断を加えたり、自己や他者を抹殺するといった短絡行動に訴えることにより〈非意味の力〉を直接減圧する。もっともありふれた症状は「死ね」という内容の幻聴である。これは単なる減圧ではなく、自らに欠如する内的死を直接的にもたらそうとする短絡行動である。

そもそも主体は言語世界に挿入されることとひきかえに〈もの〉（Chose）を喪失する。それによって構造的な死である主体の存在喪失や内的死が成立する。〈父の名〉のシニフィアンは主体の内的死を可能にする切断のシニフィアンである。統合失調症においては、主体にとり存在の中心にある〈もの〉の喪失、あるいは言語による〈もの〉の切断という意味での内的死が成立していない。そのため不死性が浮上してくる一方、主体の内的死をおくればせながらもたらすべく幻覚的な回路でもって「切断‐死の症状系列」が産み出される、と加藤は論じている。

解離性障害ではすでに上記のような構造的な意味での〈もの〉の喪失、内的死は成立している。そこには〈非意味の力〉や「空虚の過充満」を見いだすことはできない。むしろ意味と幻想の過剰がある。彼らの苦悩は統合失調症のような〈非意味の力〉によるものではなく、現実世界における孤立の不安と居場所の喪失による。それは現実の世界のうえに重畳する幻想的で想像的な怯えである。そこに「切断」ではなく「切り離し」を加えることによって、対処しようとする。

彼らは自責・絶望・孤立に満ちた現実世界との関係を清算し、すべてを洗い流し、削ぎ落とし、無垢の世界へと逃れようとする。それは過剰な幻想性に満ちた現実世界の緊張を減圧し、自由で無垢な空想的世界へと飛び立とうとする試みである。あるいは不安と恐怖に満ちた悪夢のような幻想的世界から、「切り離し」によって覚醒を求めようとする。自らの身体に「切り離し」を加えることは幻想を削ぎ落とし、現実へと回帰することでもあろう。いずれにせよ「切り離し」によって幻想世界ないしは現実世界へと没入しようとするのである。

第2章　解離性幻視

はじめに

解離性幻覚には圧倒的に幻視が多いことはよく知られている。ここでは解離にみられる多彩な幻視を症候学的に整理して提示し、その構造的特徴について検討したい。クレペリン(64)はヒステリーにおいては朦朧状態、夢遊病、入眠時錯乱状態、夢幻様状態、譫妄状態、明識譫妄などさまざまな意識変容、半覚醒状態がみられることを指摘し、そこにみられる多彩な幻覚を記載している。クレペリンの記載からある種のまとまりを持ったイメージが浮かび上がる。死のニュアンスを持った何者かが刃物を持って窓のあたりから部屋の中に侵入し、あの世へ誘うというイメージである。老婆や父親、誘惑者、悪魔などさまざまに表現されているが、その原型となるのは得体の知れない黒い影であろう。その他、動物や虫の幻視、自分の名前を呼ぶ声などの幻聴、体感異常などが詳細に記載されている。

日本では竹内ら(151)が一六例のヒステリー患者のうち一三例に幻視がみられたと報告している。それらは要素的幻視、人物幻視、動物幻視、霊、悪魔、死神などの幻視、情景幻視などであるが、多くは病識をもち、表象や心像（imagery）に近く、偽幻覚に属する体験であったという。竹内らは明らかな意識変容状態のみならず、意識清明で比較的平穏な状態でも幻覚がみられたとしているが、実際には意識の清明さの判断については困難なことが多い。

大東(102)は幻覚を呈したナルコレプシーと診断された一〇歳男子の症例を報告している。患者は何度も泥棒が入ってくる夢を見るようになった。「夢といっても夢にしては、はっきりしすぎている。相手の姿はよく見えないが、近寄ってくるのはありありと分かる。ナイフを持っていることもある。怖くてどうしようもないが動こうとしても身体が動かない」という。脳波検査中に「黒い人影が見えて怖くて身体も動かず声も出なかった」こともある。ある日、向かい側の子どもの点滴を座って見ていたところ、急に「怖い！　怖い！　殺される！　怖いものが見えた」とおびえ、頭からフトンをかぶって泣き出した。「急に窓のところに黒いマントをかぶって杖をもった魔術師が見えた。杖の先が光って尖っていて、ものすごく怖かった」という。また「何月何日になったら楽にさしてやる」などの声も聞こえた。その後も、黒い影、黒い人影、黒いマントを来た魔女と黒い服を着た男や、急に本のなかにピストルをこちらに向けた髪の長い黒い小人が見えたりする。また窓際にいる女の子の背後に黒い女の姿が見えたりもする。黒い女は自分の方をじっと見ていた。手前の女の子が動くとそれにつれてうしろの黒い女も動くという。この症例は睡眠発作、脱力発作、入眠時幻覚を呈したナルコレプシーの症例であるが、解離性幻視にきわめて類似しており、解離性幻覚が意識変容と密接な関係にあることを示唆している。

解離性幻視の三類型

ここでは解離性幻視を外界出現型幻視、表象幻視、体外離脱型幻視の三つの類型に分けられる。これらは類型であることから、実際には明確に分類することが困難な中間形態が存在する。

まず肉体の目の視点から外界空間に幻覚の対象を見るというのが外界出現型幻視であるが、一般的に幻視というとまずこの形式を指す。

表象幻視とは主として内部の主観的空間にイメージが自生的に出現し、映像のようにありありと見える幻覚であり、従来の偽幻覚に相当する。表象幻視は物心ついた時から患者に自覚されていることが多く、解離症状以前の体験であると言うこともでき、後にみるように他の二つの類型の基盤になっているところもある。

表1　解離性幻視の三類型

1．外界出現型幻視
2．表象幻視
3．体外離脱型幻視

体外離脱型幻視とは文字通り体外離脱体験の際に現れる幻視であるが、視点は肉体から離れたところ、多くは後上方であるが、外空間全体に位置しうる。自分の外観の一部あるいは全体が見えることが多い。

外界出現型幻視

外界出現型幻視には知覚変容、要素幻視、影の幻視、人影幻視、動物幻視、人物幻視などがある。知覚変容では、ものの輪郭が曖昧になる、形が歪む、変形する、傾く、遠ざかる、迫ってくるなどさまざまな訴えがある。物体が大きく見えたり、逆に小さく見えたりする。床が波打っているとか、壁が盛り上がって見えるなどという訴えも解離では多い。

要素幻視の中でもとりわけ多いのは影の幻視である。影のような黒い塊が外空間に見える。その実体性の程度と大きさは症例によってまちまちである。宙に浮かんで、ふわふわと浮いているということもあれば、目の前をサッと横切ったりする。視野の辺縁を微かに動いたりするが、よく見ると存在しない。前方の空間から背後に回ったり、背後から前へ出て来たりする。光の幻視や白い影とされるものもある。

人影幻視とは人であると認識されている曖昧な形象を外的空間に見る体験である。人影は概して黒い影であるとされるが、ときに白い影や透明な影と表現される。それらは窓ガラスや物陰、部屋の隅、視野の端などに出現し、こちらに眼差しを向けていることが多い。漠然とした怖さを感じる時もあれば、むしろ守られているという感じを抱くこともある。

人物幻視とは外的空間に人物の幻視が見えるという体験である。年齢、性別はいろいろであるが、子ども、近親者、同性の女性、怖い年上の男性などが見える。人影幻視や実体的意識性の場合、ほとんどが成人男性の属性をもって感じられるのに対し、人物幻視では性別・年齢などはさまざまである。人物が明瞭に見える場合は、かつて一緒に住んでいた家族であったり、幼少時の自分であったりする。恐怖感を伴うこともあれば、ある種の親密感を感じている場合もあり、概して空想的色彩が強い。影や人影の幻視とは異なり、視野の中心に現れることが多い。顔や眼は比較的明瞭に見え、自分の方を見ていることが多い。顔や眼、足、手など体の一部分が見えることもある。ときにその人物と会話したりする。その他、ゴキブリ、虫、蛇、犬、馬などさまざまな動物幻視がみられる。

表象幻視

ヒステリー患者にはしばしば白昼夢（Wachträumerei）の傾向があり、患者たちは好んで非現実の世界に没入し、あらゆる細部にわたって可能なかぎり生き生きと想像でそれを描き出すとクレペリンは指摘している(104)。このような空想状況によってはそれにすっかり慣れ親しみ、ほとんどそれを現実と置き換えるほど患者を魅きつけてしまうという。このような傾向はウィルソン Wilson, S. C. ら(163)の空想傾向（fantasy proneness）と類似している。

解離の患者は幼少時から、空想的映像が細部まではっきりとまるで見えるように頭の中に浮かぶことを経験している。それは一定のストーリーをもつまとまりのある体験から、過剰に思考や表象が湧出し、そこに視覚や聴覚、触覚などの感覚的要素が加わる体験まである。統合失調症ではそのような体験は自分を侵害するものとして感じられるが、解離の場合にはそれが過ぎ去ればまるで夢のように忘却し、それ以上こだわることがない。このように頭の中の内的表象空間で声が聴こえたり、映像が見えたりするなど明らかに感覚的要素がみられる体験を私は表象幻覚と呼び、なかでも視覚的要素が優勢なものを表象幻視と呼んでいる。これは従来の分類では偽幻覚に含まれる。

表象幻視は解離性幻視の中でも特異的な位置を占めている。つまり、表象幻視は外界出現型幻視と体外離脱型幻視を生みだす基盤となっていると推察されるからである。表象幻視に現れる映像が感覚性を強く取り込めば、それは外界出現型幻視になる。また表象幻視で自分の姿を見ることがあるが、それに身体浮遊感が伴えば体外離脱型幻視へと移行する。

表象幻視の分類

表象幻視はその形式的特徴から二つの類型に分けられる。思考促迫ないしは表象促迫を背景とする類型（促迫型表象幻視）と、白昼夢を背景として頭の中に映像的幻覚が見えるとする類型（白昼夢型表象幻視）である。前者の方が不安も強く、病理性は高い。解離の発症後にみられることが多い。それに対して後者は健常人でもみられ、不安はあまり伴わない。むしろそのような体験を楽しんでいるところがある。まず促迫型表象幻視の具体例についてみてみよう。以下の症例はすべて解離性障害の確定診断がついている。

頭の中で考えたことがどんどん加速していく。掛け合いみたいになり、別世界にいってしまっているよう。一言喋ると三つくらい先のことを考える。頭の中の回転がすごく速いが、支離滅裂。勝手に出てくる。私が喋りすぎてうるさい。頭の中に出てきて、いっぱいになる感じ。すごい力で押し寄せてくる。いろんな声が押し寄せてくるのか、聴こえてくるのかわからない。溢れすぎて爆発しそう。気が狂いそうになって、息苦しくて死にそうになる。視界が歪んでゆく。大声で喚いて叫ぶ。物に当たり、部屋中を引っ繰り返す。そういう行動をとらないと自分が保てない。誰にもいわなかったが、このようなことは子どもの頃からあった。イメージがチカチカと把握しきれないくらい出てきて、混乱してくる。印象、映像、概念、感じ、何かモノがものすごく脈絡なくパチパチ、頭の中に湧き上がってくる。気が狂ってしまうんじゃないかと思うことがある。連想は過剰でも、それらの繋がりがない。（解離性同一性障害、二八歳女性）

このように促迫型表象幻視は基本的には思考促迫ないしは表象促迫であり、それに視覚的要素が混入したものである。この体験はかなりの不安と情動不安定さを伴っている。

次に示すのは白昼夢型表象幻視の例である。これは基本的には白昼夢であるが、その感覚性が明瞭であることが特徴的である。

自分の生活のシーンとかグロテスクなイメージが見えるように浮かんでくる。こうして実際に見ている風景と同じように見えます。こういうことは物心ついたときからずっとあります。皆そうなんじゃないですか。映画とかテレビとかと頭の中のイメージとは重み的には同じです。ボーっとしているとき空想が勝手にでてくる。ふっと我に返ったときに「あっ、まずい」と思う。歩いていると現実が遠くなっていく。死にたいわけじゃないのに自分が線路に飛び込んだり、電線をつかんだりする空想をしている。自分が首を吊っている情景も見える。前は隣に友人が見えたりして一緒に喋ったりしていた。（特定不能の解離性障害三五歳女性）

このように白昼夢型表象幻視はぼんやりとした状態にある時に体験される。促迫型と同じように、多くの解離の患者は幼少時から体験をしており、それが普通であると思っている。空間的変容との関係で言えば、促迫型表象幻視は過敏の状態、白昼夢型表象幻視は離隔の状態にみられる傾向がある。

表象幻視はその内容から空想型、記憶型、偽体外離脱型の三つに分けることができる。空想型表象幻視では空想した他者像、自己像、情景などが自生的に見える。骸骨や交通事故、刀、包丁の画像、女の子が鞠をついている情景や動物などが頭の中に見える。幻想的で不安を喚起しないこともあれば、悲惨な情景で死の主題が窺われることもある。文字が見えると体験されることもある。

記憶型表象幻視とは記憶表象が主観的内部空間に自生的に浮かび、見えると表現される体験である。いじめや家族の喧嘩、虐待の記憶など自分が傷ついた情景が多いが、それらに限らない。不快ではない日常的な記憶表象であることもあれば、いわゆるフラッシュバックであることもある。フラッシュバックは過去の記憶表象がよみがえり、あたかも当時の自分の状態になってしまうかのような感覚を伴う体験であり、記憶型かつ促迫型表象幻視と考えることができる。

フラッシュバックは没入型フラッシュバック、映像再生型フラッシュバック、写真断片型

表２　表象幻視の分類

形式による分類	内容による分類
促迫型	空想型
白昼夢型	記憶型
	偽体外離脱型

フラッシュバックなどに分けられる。没入型とはフラッシュバックの際、映像的表象に自分が没入してしまい、自分がそのときの状態になってしまい、同時に周囲が当時の情景に見える体験である。映像再生型フラッシュバックとは、映像が再生されるように記憶表象が頭の中に自動的に展開する表象幻視の一種である。写真断片型とは内部空間に瞬間的に、断片的な写真のように記憶表象が出現することである。

偽体外離脱型表象幻視とは現在の状況を肉体の眼とは異なった視点から見る体験である。軽度の場合は、視点がどこかずれていると感じられる。現在の状況を映しだすカメラのアングルが変わるように体験される。体外離脱体験に類似しているが、体から離れているという感じはなく、あくまで表象幻視の範囲内にとどまる。ときに千里眼などのように遠く離れたところの情景が頭の中にありありと映像のように見えるという体験もある。体外離脱体験のように自分の横顔、後姿、背中など自分の姿の一部、あるいは全体像が見えることもある。

以上の三つの類型の表象幻視の間の区別は必ずしも明確ではなく、それらの中間型も存在する。「いま自分の背中に刃物を突きつけられている映像が頭にありありと浮かぶ」などといった体験は偽体外離脱型と空想型の中間形態であるといえよう。浮かび上がる画像、映像が現実にあった過去の記憶なのか、夢や空想なのか、現在の状況であるのかといった判断が困難であることもしばしばである。

体外離脱型幻視

体外離脱体験とは、自らのパースペクティヴが身体から外的空間へと浮遊し、その位置から周囲世界や自分の身体が見える体験である。この体験は解離の病態のみならず、外傷による意識障害、薬物の影響など、また最近では頭頂葉と側頭葉の接合部の電気刺激によって誘導することもできると報告されている。

患者は「隣の部屋が見える。自分はそこへ行くことができる」、「夜に空高く上の方へと飛んでいく」などさまざまにこの体験を報告する。また「ベッドに横になっている自分を天井から見ている。眠っているわけではない。たまに天井を突き抜けることがある。怖くない」、「興奮している自分の姿を上から見ていた」、「レイプされている自分の姿を天井から見ている」、「気がつくとパソコンに向かっている自分の後姿が見える」などであり、多くは自己像視を伴う。入（出）眠時や横になってぼんやりしているとき、何かに没入していて体の動きがあまりみられない時に体験されやすい。体外離脱体験中は不快や不安を感じることは少ないが、ときに自分は元の体に戻れるか不安になることもある。

鏡像体験

鏡像体験は「鏡が漠然と怖い」という体験から、「鏡に映った自分の像が自分ではない感じがする」、「自分の姿が鏡に映っていないような感じがする」、「鏡に映った自分の背後に見知らぬ誰かが映るのではないか」という不安・恐怖などを指す。これらの不安恐怖は実際に幻覚化して、「自分が鏡に映っていない」とか、「自分ではない像が映っている」、「自分の姿とともに背後に不気味な人物が映っている」という幻覚にまで至ることがある。

自分の背後にいないはずの人物が映っているのを見るという体験は自分の背後に人の気配を感じる気配過敏症状を背景に幻覚化したものであり、影や人影幻視とその点で共通している。これらはその強度と頻度に差はあれ一般にもみられる体験である。背後に悪魔の姿が見えるので夜中に鏡を見てはいけないという言い伝えは東プロイセンでは有名である。

石福は二重身症例にみられた鏡像体験について報告している[43, 44]。それらのほとんどが統合失調症と診断されているが、ここでみるように解離性障害でも多くみられる。解離では「鏡の中にいる自分の鏡像へと自分が移ってしまう感じがする」という同一性混乱の体験などもみられる。

解離性自己像視

ヤスパースは「自分の身体を外界に第二の身体として認知する現象を自己像視（Heautoskopie）と名づける。それが実際の知覚によることもあれば、単なる表象、妄想、実体的意識性であることもある」と述べている。[48] ここでいう自己視は幅広く、二重身（ドッペルゲンガー Doppelgänger）[29、148]、つまり「もう一人の自分の存在を感じる」ことを指している。

従来、自己像幻覚（autoscopic hallucination）という言葉は「自分自身を鏡像のように左右逆転した形で見る体験」を指しており、ソリエ Sollier の鏡像的自己像視（autoscopie spéculaire）を意味している。[29] デニング Dening, T.R. らは「主体が外界に自分自身の心像を自身の身体の視点からみるという体験」を自己像視（Autoscopy）と呼んでいる。[19] 近年ではブルガー Brugger, P.ら[12、13]が自己像視（autoscopic phenomena）を広く自己像幻覚、自己視（heautoscopy）、体外離脱体験（out-of-body experience）、現存感（feeling of a presence）などを含む体験として、整理を試みている。

ここでは自己像視（autoscopic phenomena）を、視覚的要素が何らかの形で含まれるものに限定して考察する。さしあたって解離性自己像視は外界出現型自己像視、表象幻視型自己像視、体外離脱型自己像視の三つの類型に分類する。実際にはこれらは明瞭には判別しがたいこともある。たとえば外界に自分が見えると表現されるが、その実在性については疑わしく単なる映像のようであり、またそれが体から離れた視点から見た自分の姿形であるように感じたりすることもある。

たとえば、三九歳の解離性同一性障害の男性患者は面接中に、「目の前の一、二メートル先の前方空間に子どもの頃の自分を見ている自分がいるのが見える。それは今の自分よりもいくらか若い。そしてさらにそれら二人の自分を見ている自分がいる。いじめたりしている子どもの自分を、その若い自分に対して、止めろと指示しているのが一番背後で見ているこの自分です」と報告した。この幻視体験は外界出現型、表象幻視型、体外離脱型のすべての類型が混合しているとみなすこともできる。

1. 外界出現型自己像視

外界出現型自己像視は外的空間に自己像が見えるという体験である。自己像幻覚（autoscopic hallucination）であるが、従来、言われてきたような逆転鏡像としての自己像であることはほとんどない。ルキアーノヴィッツLukianowicz,N.[67]は自己像視について、顔や上半身がはっきりと細部まで見えることが多く、色は灰色や霧がかった感じであり、透明や半透明であるという。石福は二重身の報告で「かげろう」とか「影」といった存在を訴える症例を記載している。実際には形象的明瞭さは症例によってさまざまである。影であってもはっきりと自分であるという感覚を持っていることもあり、それになると二重身に近い。

実体的意識性によるもう一人の自分の存在を斜めうしろや横などの身近な空間に感じる体験をソリエは体感型自己像視（autoscopie cénesthétique）と名づけた[29]。それが視野の端にぼんやりと影のように見えることがある。ブルガーら[12、13]も見えない二重身を invisible phantom double や現存感と呼んだが、その存在を視野の辺縁に感じると記載している。概して、気配や影のような幻視は視野の端や視界が途切れるところに感じることが多く、はっきりとした自己像などは視野の中心に現れることが多い。

解離の病態では、明瞭な自己像を外界空間に明瞭に見ることは多くはない。仮にそれが見えたとしても体外離脱体験の自己像視と区別することは実際には難しい。外界出現型自己像視は体外離脱体験がみられないことが条件となる。「前方から自分の方をじっと見ている自分自身が見える」、「ピアノを弾いている自分の姿が見える」、「自転車に乗っている自分が見える」、「線路に自分の轢死体が見える」などと訴える。ある女性は「右上の空間にじっとうずくまっている自分が見える。自分の方を見ている」などと訴えたが、自己像が出現する空間が外界空間のようでも表象空間のようでもあり、外界出現型と次の表象幻視型の中間に位置づけられるであろう。

２．表象幻視型自己像視

表象幻視型自己像視は内部の主観的表象空間に自己像が見えるが、ときに眼前の外部空間に自己像が映しだされる体験である。偽体外離脱型表象幻視はこれに含まれ、体外離脱体験へと進展する一要素となっている。見えるのが空想表象であることもあれば、記憶表象であることもある。自傷している自分の姿、自分が何者かによって傷つけられ、場合によっては殺害され、あるいは事故にあって死んでしまうような空想的映像が浮かぶこともある。このように迫真性が強い場合には、自分がそのイメージの中に没入したり、圧倒されたりして衝動的興奮が見られることもある。

3．体外離脱型自己像視

体外離脱型自己像視は自分が体から抜け出て、外的空間のある位置から自分の姿を第三者的視点から見る体外離脱体験である。自分が横になっている姿を上の方から見るとか、立っている自分の姿を背後から見るという体験が比較的多い。自分が暴れている姿を上方からじっと見ていることもある。

体外離脱している自分は情動的には冷静であることが多い。背後から自分を見るというケースが多いが、基本的にはあらゆる空間位置から自分の姿を見るという構造になっている。自分の顔は必ずしも明瞭に見えるわけではなく、ときに自分の顔とはまったく異なった顔であってもそれが自分の分身であるという意識ははっきりとしていることもある。ソリエはこれを似ていない自己像（autoscopie dissemblable）と呼んだ[29]。

視野の変容

最後に解離の病態における視野の変容についてまとめてみたい。視界の明るい空間を内とするならば、視界が遮られた空間は外である。たとえば外とは家の外側であり、視界が途切れた向こう側、背後の見えない空間である。解離の病態ではこの視界が途切れるところ、つまり内と外の境界領域に気配とともに影の幻視が現れる。たとえばカーテンの陰、窓の向こう側、物陰、扉や玄関の辺りなどに、他者の気配すなわち実体的意識性とその形象化である影の幻視が浮かび上がる。

しかし、意識変容がさらに進展すると、視野の中心も幻想化してくる。離人症状を訴える患者はときに「テレビや映画を観ているようだ」と表現する。そのような訴えは視覚的に奥行きを欠いた平面を意味しているばかりでなく、枠付けられた映像のように視野が狭窄していることを意味している。彼らはときに「着グルミを被っているよう。自分はその着グルミの中にいる。ちょうど着グルミの眼の穴から外の世界を見ている」と訴えることもある。解離性離人症において、視野は狭窄化し、対象世界はヴェールの向こうへと遠ざかり、平面的なヴェールの上に映しだされる。

以上のように光が途切れる境界領域、視野の辺縁には気配の形象化である影が映しだされ、さらに視野は狭窄化・平面化してそこにヴェールがかかる。この二つは後述する空間的変容における過敏と離隔に相当する。

意識変容が進展すると、心像は視野の中心に知覚化されて浮かび上がってくる。それとともに知覚世界はぼんやりと視野の背景をなすか、完全に消え去ってしまう。外界出現型幻視では明瞭な人物幻視が視野の中心に出現する。体外離脱体験ではときに管状視野がみられ、狭窄した視野の中心に自分の姿が見え、周囲の外界はまったく眼に入らない。これは体外離脱体験の軽度の状態であるが、それがさらに進展すれば離脱した視点から幻想的世界が見え、視野はさらに拡大化する。

以上から次のようにまとめられる。意識変容の程度がまだ軽度である場合、視野の中心は現実の知覚世界が映しだされているが、視野の辺縁は次第にぼんやりと闇に覆われ、そこに要素的な影や人影が現れる。これは入眠時の実体的意識性に類似している。それとともに視野の中心は狭窄・平板化し、ヴェールがかかる。意識変容がさらに進展すると、ヴェールがかかった視野の中心に心像が形象化した映像が夢のように浮かび上がる。それとともに知覚的世界はぼんやりと遠ざかり、さらには視野から消去されていく。

このような経過は眠りにおける「入眠時体験から夢の中へ」という現象と類似している。患者はあたかも眠りから夢に入り込むように、現実の知覚的世界からヴェールを介して遠ざかり、そしてそこに映しだされた幻想の世界へと没入し、その世界の中で覚醒するのである。

第3章　解離性体感異常

はじめに

一九〇七年にデュプレ Dupré,E.らは一般感覚や体内の感覚の障害を主に訴える病態をセネストパチー（cénesthopathie）と名づけた(21)。その感覚は、異様（étrange）で、得体の知れない（indéfinissable）、痛みというより辛い（pénible）感覚であった。

保崎はさまざまな精神医学的および神経病学的疾患にみられる広義のセネストパチーと他の病的プロセスに還元できない狭義のセネストパチーに分けた(39)。吉松はセネストパチーを四群に類型分類し、年齢的な関連性を含め、それぞれについて精神病理学的に広汎に考察した(179)。グラッツェル Glatzel,J.らは異常体感、疎隔体験、思考障害の三症状を呈する病態を内因性若年無力性不全症候群（endogene juvenil-asthenische Versagenssyndrome, EJAVS）と名づけ、統合失調症圏の病態とした(32)。中安はこの病態を初期統合失調症に包含されるものと主張している(84)。渡辺らはEJAVSとほぼ同様の病態を青年期セネストパチーと呼び、思春期妄想症の辺縁に位置づけ、重症対人恐怖、境界例に共通する基本的力動性があるとし、統合失調症とは異なる疾患であるとした(160)。

セネストパチーという疾患単位を認めるか否かについては議論があるが、体感異常の背景となる疾患として、統合失調症、気分障害、神経症、器質性精神障害、物質乱用など多くの疾患が指摘されている。しかし、従来から体感異常と離人症状との密接な関連性が指摘されてきたにもかかわらず、解離性障害と体感異常についての報告は皆無に等しい(141)。

その原因は、①解離性体感異常の苦悩感はそれほど強くないため、自ら訴えることが少ないこと、②解離性障害について多くの報告がある北米において体感異常はほとんど注目されていない領域であること、③解離性障害に体感異常がみられることが一般に知られておらず、治療者がそれについて問診することが少ないこと、などがあげられよう。

本章では疾患単位としてのセネストパチーではなく、解離性障害にみられる症候の一つとしての体感異常を取り上げる。体感異常を解離の患者が自ら訴えてくることは稀であるが、解離の患者のうち約四割が体験している症状である。体感異常といえば統合失調症圏の病態という印象が一般的には強いため、解離に体感異常がみられることは誤診を防ぐという意味で診断学的にも重要な意味をもっている。

体感異常

体感という言葉は歴史的に共通感覚や一般感覚[44]と密接な関係を持っており、ほぼ体性感覚（触覚、皮膚感覚、深部感覚）に内臓感覚を加えたものを指しているとみなしてよい。そのような観点からすれば、体感異常という症候名に身体内部、深部の異常感覚に加えて、触覚、皮膚感覚の異常を含めることは自然であろう。触覚は身体外部の刺激に開かれているとともに身体内部にも開かれており、内部と外部が未分化な両義的感覚である。このように考えると、皮膚寄生虫妄想や慢性幻覚症などど呼ばれてきた病態もまた体感異常に含めることも可能であろう。そこで従来報告されてきた体感異常を身体部位によって器官体感型と四肢知覚型に分類することができる。器官体感型は頭部、腹部、胸部などにみられ、多くは身体の中心、中軸、中枢部分が冒される。体内器官が大きくなったり、小さくなったり、捩れる、引っ張られる、緩むなど多彩な異常体感がみられ、ときにありありと視覚的イメージを伴う。そこに遠心化↕求心化、弛緩↕緊張、空洞↕充満といった両極構造がみられることもある。[128]とりわけ頭部体感異常は離人症状や思考不全感を伴うことが多い。グラッツェルらのEJAVSや渡辺らの青年期セネストパチーが代表的病態である。頭部セネストパチー（cénesthopathie céphalique）は概して若い男性に多いとされている。

それに対して四肢知覚型は身体の末梢部分、つまり四肢の表面周辺に「虫が這っている」とか「虫が動いているのがわかる」と訴えることが多く、ときにそれが全身に広がる。器官体感型とは異なって離人症状を伴うことは少なく、異常体感は触覚、痛覚領域に加え、虫がありありと見えるなどの錯覚・幻視がみられ、概してより知覚的である。ときに妄想的要素が混入し、周囲に対して妄想的態度がみられる。一般に退行期から初老期以降に多いとされている。この病態をセネストパチーと区別して、皮膚寄生虫妄想や慢性幻触症など独立した臨床単位として取り上げる立場もある。

ベリオス Berrios, G.E.[6] は体感の異常を、内部器官が引っ張られたり、捩れたり、引きちぎられ、痛みを伴う「疼痛型」と、かゆみ、知覚過敏、感覚異常を呈する「感覚異常型」に分けているが、これも深部感覚の異常型と触覚の異常型ととらえることができ、われわれの分類に類似している。

解離性の体感異常

解離性体感異常の症例はこれまで報告されることはほとんどなかったが、実際の臨床ではしばしば経験する。解離性障害にみられる体感異常もまた器官体感型と四肢知覚型に分かれる。器官体感型は主に頭部に異常体感があり、頭の中に固まりがあると訴える。四肢知覚型は四肢の皮膚に異常感覚を訴える群であり、その多くは末梢から体幹に向かって虫のようなものが皮膚の上や下、ときに血管の中を這い上がってくると訴える。

これらの症状は多くの解離症状とともにみられるのが通常であって、体感異常のみを訴えるものではない。またこれらの症状を自ら訴えることはほとんどなく、こちらが問診してはじめてその悩みを語ってくれることが多い。身体の異常性について妄想的確信に至ることはなく、あくまで「そのような感じがする」といった程度にとどまる。

小池[61、62]は神経症症状を伴うセネストパチーについて報告している。そこで提示された二三歳の女性症例は歩行困難、全身の脱力感、卵巣痛とともに左半身の異常感覚（「左半身が重く、水が溜ったようだ」）を呈していたが、その後の経過で、錯視、幻視、被注察感などの他に「自分が急にどこに居るかわからなくなったり、満員電車の中で、自分か他人か判らなくなったり」するなど、解離を思わせる症状がみられている。六例中五例が女性であり、異常体感は頭部、四肢、皮膚、胸部の順に多いという。

中山ら[78]はEJAVSと診断された「アダルトチルドレン」の一症例の治療経過を示し、外傷体験に焦点をあてた面接によって長年の体感異常が「多少とも軽減」したと報告した。そこで提示された二〇歳頃発症の三四歳男性は診断が明確に記載されていないが、「頭が重くコンクリートで固められたように硬くなっていて、時にミミズが這っているような、波打つような感じがする」と述べている。

1．器官体感型

器官体感型では頭部内に何か詰まった感じがみられる。多くは固体であるが、液体や気体であることもある。それが大きくなったり、小さくなったりする。あるいは引っ張られたり、脳が掻き混ぜられたりするような感じがする。「掻き混ぜられている」とか「グチャグチャになっている」などと訴える時には、思考促迫などの症状がみられやすい。また脳が痺れた感じがしたり、緩んだ感じがしたりするなどの場合には、思考不全感や離人症状を伴いやすい。

頭の中に感じる固まりは一個であることも複数個であることもある。固まりは膨らんだり、縮んだり、引っ張られたりする。「薄い膜が張っている」と表現するものもいる。また小石が転がるように固まりが動いたり、脳がグルンと回ったり、プルプルと動くなど運動感が表現されることもある。ときに頭の中に液状のものを感じ、「頭の固まりの中から、シュワーッと炭酸水みたいなものが出てくる」と述べるものもいる。また頭の中がむずかゆいとか、何かが動いている、疼いていると訴えるケースもあり、そのほとんどが四肢知覚型のように虫のような生き物が蠢いている感じがすると報告した。

次の症例は体感異常を主訴として来院した。経過の中で解離性同一性障害と診断されたが、現在は完治している。訴えの中に思考促迫と体感異常の関連が示唆されている。

初診時二六歳の女性　解離性同一性障害

二六歳、出社が辛いと精神科を受診した。「頭の中に熱い固まりがいっぱいあって、それが膨らんだり縮んだりする。頭の中の熱い固まりがいっぱいになると、人の話を聞いても何をいっているのかわからなくなる。頭の中が痛くて割れそうだ」という。それとともに健忘、幻聴、気配過敏症状、被注察感、対人過敏症状、聴覚過敏、幻視などが確認された。「頭の中にいろんなことがガーッといっぱい入ってきたり、頭がぐちゃぐちゃになったりして、自分で何をしているのかがわからなくなってしまう。しばらくすると治る。そのときは何も考えられなくなる感じがする」と訴えた。

次の症例も解離性同一性障害と診断されている。

初診時三一歳の女性　解離性同一性障害

小学校の時にいじめや性的外傷体験があり、自殺しようかと思ったこともある。小学時代からすぐうしろに誰かがいる気配がして、うしろを振り返ることがしばしばであった。二一歳の時にレイプ被害を受ける。二三歳で結婚したが、夫の暴力のため二五歳で離婚し、二九歳で再婚。三一歳頃から、漠然とした不安、恐怖に加え、離人症状、健忘、人格交代、食欲低下、気配過敏症状、対人過敏症状、視線恐怖、被注察感、聴覚過敏、要素幻聴など多彩な症状が認められた。中学時代の記憶がほとんどないという。

ある日の外来診察ではそれまでとは様子が異なっていた。診察室で、腰を曲げ、眼はカッと開き、手に力が入ってもがくような動きをする。呻くようにアーとかウーと言う。「頭の中が占領される」「誰かいる、誰かいる」と繰り返す。全身に力が入ってしまい、硬直し歩けない状態であった。ジアゼパムの筋肉注射ですみやかに落ち着いた。後日そのときのことを振り返って次のように述べた。「男の人が頭の後頭部にいる感じがした。顔は見たことがないけど。男二人がケンカしていた。一人の男性は私を痛めつけようとする。もう一人は私を守ろうとする男性でした。」「頭の中に人がいるから、しこりでもあるのかなぁと思う。卵くらいの固まりが頭の中にあって、そこからシュワーッと炭酸水みたいなものが出てくる。頭が冷たくなる感じ。半径七―八㎝くらいの大きさのものが一個あるんじゃないかな。こういうことは小学校六年生の頃から感じていたけど、今まで人に言ったことはなかった。脳にしこりがあると思って、二三歳の頃に病院で検査したことがある。しこりの付近に影のような男の人が二人いて、一人は私のことを守ってくれ、一人は私を傷つけようとしている。この二人が争っている。」

この頭の中の人は交代人格であろう。実際に過去に何度か男性の交代人格が出現したことがある。頭の中の男性の一人が攻撃的であり、もう一人が守護的であるところも、後にみるように交代人格の役割と共通していて興味深い。

２．四肢知覚型

四肢知覚型では、皮膚の表面や下、血管の中を蟻、虫などの小動物が這って動いているのを感じると訴える。四肢の芯、骨の中にまで侵入していると感じられ、ムズムズする不快な刺激を骨に直接感じると訴えたり、血管に虫がぎっしり詰まっているような充満感がみられることもある。体の穴から虫が落ちたり、穴から水やエネルギーが抜けたりするなど漏出感を訴えることもある。このような異常体感はときにありありと感じられるが、実際に虫が存在するなど妄想的に確信することはない。

初診時三七歳の男性　特定不能の解離性障害

三二歳の時に異性関係のこじれでストレスを強く感じ、以来、抑うつ気分、不安、恐怖などのため近所の心療内科に通院していた。三七歳、漠然とした恐怖感、聴覚過敏、気配過敏症状、対人過敏症状、離人症状、健忘などのため精神科を受診した。自ら体感異常について訴えることはなかったが、それについてあらためて訊くと以下のように述べた。「中学くらいから蟻走感がある。足と腕が中心。表面を黒蟻が二、三匹這って動いていく感じがする。プルプルプルというか、刺激される感じ。今でもたまにある。また両腕を水がすーっと流れている感じがある。水が体の中からあふれて出てくる感じ。手のひらから足の裏に穴が開いている感じがして、そこからエネルギーが抜ける感じがする。緊張したりすると水が肩のあたりから出る感じがする。」

初診時三〇歳の女性　解離性同一性障害

二四歳頃から、過食のため体重は増加し、うつ気分、希死念慮が強く、転々と精神科医を換え、大量服薬も頻繁にみられた。この頃から頭部の違和感がでてきたという。三〇歳、希死念慮が強くなったため、精神科外来を受診した。診察では解離性健忘、離人症状、体外離脱体験、自傷行為、実体的意識性、気配過敏症状、対人過敏症状、知覚過敏、幻聴、思考促迫、慢性的な空虚感、頻回の行動化などがみられた。「人がいっぱいいるところで人とすれ違うと頭の中が混乱してノイズが走る。脳が痺れている感じがする。頭の中はザワザワして、すごくうるさい。雑音が入る。頭の中が変。ぐちゃぐちゃに、かきまわされている感じ」がするというため、さらに異常体感について訊くと、「一八歳頃から手足に虫のような生き物が侵入してきて、それが振り払えないので、ムズムズする部分を切り落としたくなる感じがしていた。指の中に虫がつまっている。湧いてくる。動いている。増殖してくる。蟻が行列をつくって上がったり下がったりする。興奮している時や血が頭に昇ったときに多い」という。また一方で「頭が脳じゃない感じで、ものが考えられない。脳が他のもの、たとえば虫だとか鉱物のようなものに取って代わられて、それに侵食される。考えがまとまらない。脳が実際にスカスカになってくるように感じる。頭の中の虫がザワザワ言っている。落ち込んで動けないときにそうなる。」

この症例は自生思考的訴えや体感異常から統合失調症と診断される危険性が高いが、実際は解離性同一性障害である。初診から五年後に出産を決意し、服薬をすべて中止し、以後は精神療法のみで経過をみた。異常体感をはじめ精神症状はすべて消失し、治療は終了した。以来五年たっているが、二人の子どもを出産して安定した生活をしている。この症例のように器官体感型と四肢知覚型の二つが併存する体感異常も決してめずらしくはない。

症例バーベル

ドイツのツィリンガー Zillinger, G.[180]は「慢性幻触症の問題について」と題する一九六一年の論文で一六歳の女性バーベルの症例を報告しており、参考になる。

彼女の母親は夫に対して攻撃的で、両親は不仲であった。バーベルは母親との関係も悪く、幼少時から孤独な生活を送っていた。一六歳頃からバーベルは胸痛、動悸、めまい、発汗、腹痛など多彩な身体症状がみられるようになった。虫垂炎の術後には「体中の至るところがムズムズ、チクチクする。皮膚の下に虫がいる」と言うようになった。彼女の意識は清明であったが、大声で泣き叫び、興奮するようになった。ときには体をくねらせ、ひどい過呼吸とともに大声で叫ぶこともみられた。ベッドの上を転げ回り、床や壁に唾を吐いたりもする。また典型的な後弓反張がみられることもあった。興奮は数日間にわたったが、鎮まったかと思うとふたたび虫と不快な痛みについて激しく訴えるようになった。バーベルは医者に対して、虫の存在を確かめるためにメスで切ってくれるよう要求することもあった。彼女の描画からは退行した様子が窺われた。安定剤の服用により約三カ月で退院した。その後も急性精神病や欠陥状態を思わせるようなところはなく、幻触症は一過性であったという。

慢性幻覚症や皮膚寄生虫妄想など「虫がいる」と訴える患者の多くは退行期から初老期以降の発症であるが、この症例のバーベルは一六歳の女性であり、その点で貴重な報告である。この症例は皮膚寄生虫妄想のように虫の存在を確信するといった妄想的態度は目立たず、不快な痛みや痒み、不快感などの苦悩が目立つ病態であり、「慢性幻触症」と診断することの妥当性はある。しかし一方で、その病像と経過からヒステリー圏の病態とみなすこともできよう。ただこの症例の異常感覚は四肢に限定されているわけではなく、全身にムズムズや虫の存在を感じており、われわれの症例よりいっそう苦悩と興奮が激しかったものと考えられる。

統合失調症性体感異常との比較

加藤[52]は統合失調症における心気‐体感症状について、①非意味の力の支配、②身体の裂開および漏洩、③過充満性と空虚性の三つを指摘している。彼のいう非意味の力とは、主体に一方的に作用を及ぼし、主体はこれに屈服するしかない強度の力であり、本質的には絶対的な他性を帯び、正体不明で特定の意味に還元不能な異質で未知な力である。この非意味の力とは統合失調症における幻覚や妄想の基底をなすものとされ、心気‐体感症状はこの非意味の力が支配する圧力野を基本布置に出現しているとされる。加藤によれば、身体の裂開と漏洩および過充満性と空虚性といった二つの特性は、非意味の力に主体が所有・侵入され、吸収されてしまう事態の実体的かつ具象的表現であり、神経症やうつ病など統合失調症以外の疾患ではまずみられないという。

身体の裂開・漏洩や過充満性・空虚性が確かに統合失調症に特有の非意味の力によるものであるならば、統合失調症と診断することに異論はない。しかし、われわれの症例のように、単に過充満性や空虚性のみにとどまり、そこに非意味の力を十分に確認できない場合には統合失調症と診断することにはやはり慎重であらねばならないだろう。非意味の力が体感異常の基底にみられるか否かについての判断はそのまま統合失調症と診断するか否かの問題と重なっており、非意味の力のさらなる明確化は残された課題であろう。

解離の病態における体感と実体的意識性

意識性とは非直観的に対象について知ることである。実体的意識性とは知覚から感覚的素材が失われたものであり、非直観的に対象の存在をありありと知ることである。この対象が現存するありありとした感じは一方で体がゾクッとする特有の身体感覚と表裏一体の関係にあるであろう。つまり対象が現存するという気配、すなわち実体的意識性は体感とつながっている。このような客体と主体の混合した体験は、知覚の中では触覚がもっとも際立っている。したがって実体的意識性、体感、触覚の三つは近縁な関係にある。

入眠期や出眠期においては外界知覚の多くが遮断され、客体性が希薄な触覚、体感、さらには実体的意識性が意識の前景を占めるであろうことは容易に推測できる。西山[98]は入（出）眠時の実体的意識性について詳細な報告をしている。二二歳のナルコレプシーの女性は次のように述べている。

夜中に誰かが寝室に入って来たり、その人が自分の身体にさわるように感じることがあります。……寝入りぎわに、身体の中を虫みたいなものが延びていくみたい。身体の中をサーッと虫が走っていくような感じでした。爪先から頭まで蛔虫のようなものが走り回るんです。血が熱くなってどうにかなりそうな不安を感じることがありました。

ここには実体的意識性とともに幻触、体感異常などが渾然とした形で体験されているのがわかる。解離においても入（出）眠時体験と同様の症状がみられる。多くの解離性幻覚を患者はありありと感じているのであるが、それが過ぎ去った時にはまるで「悪夢から醒めたように」そのことにこだわることはない。このような特性は入（出）眠時体験と共通している。解離症状と入眠時体験との類似性については後の章でさらに詳しく検討したい。

解離性離人症にみられる離隔とは、自分がここにいるという感じがしなくて、どこか離れた別のところから、こうして行動している自分をみているようだという体験である。自分が馴れ親しんだ世界から切り離されて浮き上がっている感じがするという。このように、周囲世界や自己身体から離れて浮き上がっているように感じるのを「体外型離隔」[141]と呼ぶ。「体外型離隔」にみられる実体的意識性は背後に他者の現存や視線を感じる気配過敏症状である。自分の背後、一、二メートル程度離れたところからじっと自分を眼差し、ときに背中にぴったりと寄り添うかのような気配を感じる。そのような時には、知覚や表象によってではなく、まさに背後に体感としてありありと感じている。それに対して、周囲世界や自己身体から剝がれて、自分がその中に閉じ込められたような体験、あたかも着グルミを被って眼の部分に空いた穴から外の世界を覗き込むような離隔体験を「体内型離隔」[141]と呼ぶ。

「体内型離隔」にみられる実体的意識性は、頭や胸、腹部など体の中に何か異物を感じたり、交代人格が体内に存在するという感覚として体験される。器官体感型の体感異常はこのような実体的意識性を基盤として形成されている。四肢知覚型の体感異常は従来ヒステリー性知覚異常と言われてきた症候を背景にしていると思われるが、虫などの小動物が体感、中枢に向かって這い上がってくるという感覚を伴うことを考慮すると、「体外型離隔」とともに「体内型離隔」における実体的意識性も関与しているであろうことが推察される。

第4章　空間的変容と時間的変容

自己変容と「切り離し」

解離の特徴のひとつに対象化の困難がある。ここでいう対象化とは、恐怖症や強迫症でみられるように、不安を対象として置き換えたり、明確化したりすることを意味する。パニック障害や強迫性障害、恐怖症性障害など多くの神経症ではこの対象化が比較的安定した形式でみられるが、解離の病態においてはこの対象化が機能せず、不安は漠然とした形を持たないままである。形を持たない不安は夕方から夜にかけて強く感じられる。

対象化とは外的状況に対処するためにまずは最初の段階で必要とされる能動的行為であるが、解離においてはそれが困難になっている。ヒステリーという病態が時代と文化によってさまざまな形をとってきた一因がそこにある。つまり病態が外的状況に大きく規定され、あくまで受動的に私が変容するのである[168]。その「私の変容」は広く心身の領域にまで及んでいる。このことは解離の病理が対象極ではなく、自我極周辺にみられやすいことを示している。解離にみられる催眠感受性の高さや過剰同調性などもその現れである。

しかし解離の病態にとって重要なことは自我極周辺における心身の「切り離し」であろう。フェレンツィFerenczi,S. はこれに類似したことを自己変容（autoplastic adaptation）と外界変容（alloplastic adaptation）という概念を対比することで語っている[25、26]。環境に好ましくない変化があった場合、生き物は外界変容か自己変容で対処する。高度に現実感覚が発達している場合には、刺激を与える環境を変えるという外界変容によって対処するが、そのような現

表1　離隔と区画化（Brown, R. J. 2006）

離隔	区画化
情動麻痺	説明がつかない神経症状
離人症	催眠現象
現実感喪失	させられ体験
体外離脱体験	多重同一性
記銘の障害による健忘	想起の障害による健忘

実感覚がみられない場合には自己の変容によって適応するというわけである。自己変容とは自己をあらたに修正、形成することであるが、そのためには自己が分解し、断片化することが必要とされる。解離にみられる心身の「切り離し」とはまさにフェレンツィのいう自己変容とその断片化を指している。

この「切り離し」という言葉には「切る」ことと「離す」ことが含まれている。つまり「切り離し」はときに「切る」ことが前景に出るが、ときには「離す」ことが際立つのである。次に述べる離隔は空間的に切り「離す」ことであり、区画化とは時間的に「切り」離すことと捉えることができる。

離隔と区画化

近年、ホームズ Holmes,E.A.らやブラウン Brown,R.J.は病的解離を離隔（detachment）と区画化（compartmentalization）の二つのタイプに分類している[11、38]。彼女らがいう離隔とは日常的な経験からの分離感覚を特徴とする意識変容であるが、現実検討がある程度保たれている状態を指している。症候としては情動麻痺、体外離脱体験、離人症状、現実感喪失（疎隔）などがあげられる。多くの患者は「ボーッとしている」、「離れたところから自分を観察しているようだ」、「自分が夢の中にいるようだ」、「外界が平面的で生き生きとしていない。馴染めない」などといった表現をする。それに対して、区画化は通常制御可能である心的過程や行動を意識的に制御することができない状態を指している。その症候としては解離性健忘、遁走、交代人格、転換症状、催眠現象などがあげられる。

表2　空間的変容と時間的変容

空間的変容	
私の二重化	「存在者としての私」と「眼差しとしての私」
離隔	離人症状、疎隔症状、体外離脱体験
過敏	気配過敏症状、対人過敏症状
時間的変容	
健忘、遁走、朦朧状態、人格交代	

空間的変容と時間的変容

ここでは解離性障害の病態にみられる症候を空間的変容と時間的変容の観点から整理を試みたい[141]。空間的変容とは主に「自・他」を中心とする空間的認識の変容である。

空間的変容は離人症状、現実感喪失、体外離脱体験などの症状である[144]。ホームズらのいう離隔（detachment）もこれに含まれる。これは対象化された自己から自分が分離された感覚であり、自己の行動に関与していない感覚である。現実と夢の区別がつかないような体験として語られる傾向がある。

空間的変容のもうひとつは過敏（oversensitivity）であり、これには気配過敏症状と対人過敏症状がある。周囲の気配や刺激に過敏な不安状態である。気配過敏症状は一人で部屋にいるときに感じやすく、対人過敏症状は屋外で人が大勢いる場面で出やすい。離隔は遠隔化[130]に、過敏は近接化[130]に相当する事態である。

さらに離隔と過敏の基盤、あるいはその前駆段階として「私の二重化」という症候がある。これらの空間的変容は基本的に健忘を伴うことはないため、患者は主観的体験として語ることが可能である。

時間的変容は通常保たれている時間的連続性が断裂を被る症候である。健忘、遁走、人格交代などが代表的な症候であり、記憶、意識状態、人格同一性などが時間とともに大きく変化する。時間的変容は体験として語られることは実際には困難であり、主観的には健忘として、客観的には人格の変容、行動の変化として捉えられる。

これまで解離といえば健忘や人格交代など時間的変容のみが重視されてきたが、空間的変容については、それが解離としての特異性に問題があるという理由からか、あえて取り上げられることは少なかった。以下に詳述する。

空間的変容

「存在者としての私」と「眼差しとしての私」

空間的変容には私の二重化、離隔、過敏などが含まれるが、この体験は私が二つに分かれることを構造的基盤としている。つまり「存在者としての私」と「眼差しとしての私」の二つに私が分離することを基盤として、私の二重化、離隔、過敏などが成立する。このような二つの私に類似したことは過去にもフロムやシルダーらによって記載されてきた[140]。この体験はヤスパースが自我意識（Ichbewusstsein）として記載した単一性の意識の障害や能動性の意識の障害と関係している[48]。まさに空間的変容とは私の意識の障害といえよう。

「存在者としての私」はこの世界の中に身体をもって、時間・空間的な制約のもとに存在している私である。いわばこの世の中に縛りつけられたように身体を持ち、逃避することができない当事者としての私である。これに対して「眼差しとしての私」はこの世界・身体から離れたところに位置し、そこから自己と世界を眺めている私である。ただ漠然と「離れている」ということもあれば、身体から離れて自らの背後や上方に浮遊していると訴えることもある。それが顕著になると空間的あるいは時間的にも異なった場所から私とこの世界を他人事のように見ていると体験する。ときに患者はこれを「眼だけの存在」とか「心の目」などと表現する。

もちろん健康な状態でこのような二つに分かれた私が意識されることは少ない。通常、私は世界の中の存在者としてこの二つの私が統合されている。空間的変容では「眼差しとしての私」と「存在者としての私」の両極に分かれ、主体がどちらに片寄って位置づけられるかによって離隔や過敏がみられる。

「私の二重化」とは「存在者としての私」と「眼差しとしての私」という二つの私を同時に感じている状態である。

これが離隔や過敏の基盤になっている。離隔では「眼差しとしての私」は自らの前方に「存在者としての私」を直観的に感じている。過敏では「存在者としての私」は自らの後方に「眼差しとしての私」を非直観的に感じており、「眼差しとしての私」は容易に「眼差しとしての他者」に変容する。

「私の二重化」

「私の二重化」とは、二つの私のどちらにも片寄ることなく主体がその間を揺らいでいる状態や二つの私を同時に意識している状態である。私はうしろや横から私の姿と行動を眺めており、それとともに私はもう一人の私の気配を背後や横に感じている。そのような状態を「私の二重化」と呼ぶ。これは次の離隔や過敏といった状態へと発展する基盤になっている体験である。具体的に患者の言葉を聴いてみよう。

症例　初診時一九歳　女性　特定不能の解離性障害

学校でノートをとっているとき、左斜めうしろに自分が立っている感じがする。かすかにノートをとっているのが見える感じがする。ボーっと客観的に自分を見ているもう一人の自分を感じるんです。

この短い訴えをよくみると、斜めうしろに「もう一人の私」の気配を感じている私と、私自身を客観的に背後から見ている私という私が二重化した視点が表現されているのがわかる。

症例　三〇歳　女性　特定不能の解離性障害

自分が体のうしろへ離れるときがある。自分を通して誰かが話している感じ。内容は自分が思っていることだけど、前にいるもう一人の自分が話している。話している後姿が見える。そんな時は話している相手を遠くに感じる。頭の中に靄がかかっていて、夢のようではっきりしない。自分が二人いる感じがする。自分のうしろに空間があるという感じがしない。地に足が着いていなくてふわふわとしている。これとは別にうしろに自分の気配を感じるときがある。その時は夢のような感じはしない。自分は地に足が着いている。もう一人の自分が右隣にいたり、側にいるのを感じたりする。自分の右側にいて聴いているんです。見えはしない。気配だけを感じるんです。ぼーっとしている時に前にもうしろにもいる感じがすることもある。

「眼差しとしての私」を芯（心）、「存在者としての私」を殻（体）とするならば、「私の二重化」では、私は「殻のない芯」であるとともに「芯のない殻」としてある。私が話す言葉は「存在者としての私」が語り、それを「眼差しとしての私」が背後から聴いている。もう一方で「眼差しとしての私」の言葉を「存在者としての私」が自分を通して喋るという憑依にも似た体験を症例は語っている。

「私の二重化」が語られることは解離性障害でも比較的まれであるが、次に説明する離隔と過敏などの基盤あるいは構造的前段階として重要である。ちなみに「もう一人の自分が存在する」のを意識することは、従来二重身体験（Doppelgängererlebnis）と呼ばれてきた。

離隔の二類型――体内型離隔と体外型離隔

離隔においては「眼差しとしての私」は身体からずれて背後に体験される。ある患者は、ロボットのような自分の体を頭の部分で操作している感じを「ガンダム体験」と名づけたが、患者は操縦する者であると同時にガンダムでもある。(137、141) はっきりと背後やや上方から自分の前方に自己身体の一部ないしは全体を見るようになると「体外型離隔」となる。体外離脱体験などは体外型離隔に含まれる。この状態にあって私は私自身の背後に空間を感じることはない。このあたりについては安永の論考が参考になる。安永は統合失調症とは別の形の「分身体験」について述べている。(168) 以下に引用してみよう。

……これはたとえば、「行動している私を、別の私がどこかで見ている」というような形で表現される。これは自意識の強い健康人において、比喩的な表現として珍しくないものであるが、これはある特殊心理状態においてはほとんど実体的な幻視の域に達する。すなわち「自」極は自己の身体からはなれ（いわゆる out-of-the-body experience）、さながらまなざす目だけ、という霊的存在になり、身体をそなえ、行動さえしている具体的な自分の姿をありありと見る。これはたとえば異常な疲労状態や、パニックの瞬間、熱病にかかったとき、その他種々の疾患に関連して一過性に起こり得るが、健康人の夜の「夢」においても、この形に近くなっているのがむしろ普通である。

この現象は「自」→「他」の行動図式の中間に自己身体像が挿入されている、という正常構造から移行するものであって、分裂病よりはむしろ意識障害との関連が深い。（略）

……この種の体験では、すでに描写の中に含まれていたごとく、自我の分身は「自」極（まなざす目）の前方に位置している！

（『分裂病の論理学的精神病理』）

ところで「眼差しとしての私」は必ずしも体の外へと抜け出すわけではなく、身体の内部に位置づけられることもある。その程度が軽度な症例では、私という仮面や皮を被っているようで、自分が存在しているといった実感のなさや同一性にまつわる困惑を感じている。それが顕著になると、はっきりと体の内部へと自分が縮んで存在しているように感じ、目の前に開いた二つの穴から世界を覗きこみ、世界の中に存在する私や肉体を着ぐるみのように感じている。これを「体内型離隔」と私は呼んでいる[137、141]。

気配過敏症状

過敏状態には気配過敏症状と対人過敏症状がある。気配過敏症状とは自分を取り囲む空間に誰かがいる気配をはっきりと感じる体験である。これは安永が離人症論において「逆説的な異常接近感覚」[174]として指摘した現象と類似している。ただこの異常接近感覚は一過性で発作的さらに知覚的であるのに対して、気配過敏症状は持続的に他者の気配を感じており異常接近感覚とは若干の違いがある。

気配過敏症状は微かな音にもビクッとする聴覚過敏や光が眩しく感じる視覚過敏など知覚過敏がみられるが、それとともに自分の背後に誰かがいる気配をありありと感じ、そこから見られていると訴える。部屋で何もせずじっとしている場合が多い。

気配は視野が途切れる境界の向こう側に感じられる。たとえば斜め後や背後の空間である。何かが背中にくっついているとか、肩の辺りや頭の周辺にいるなどと感じられることもあれば、一―二メートル離れた背後に誰かがいるという感じがする。他者の気配が身近な空間に立ち現れる体験を私は「近位実体的意識性」と呼んでいる。それに対して「遠位実体的意識性」はドアの隙間から誰かが見ている、窓のカーテンのうしろの辺りから隙間を通して誰かが覗いている、窓ガラスの向こう側に誰かがいる、家の中に誰かがいる、壁を隔てた隣の部屋や物陰に誰かが隠れている、玄関の辺りに誰かが立っているなどといった体験である[131]。

グールドGould, C.[34]は、浴室やトイレを怖がるとか、幽霊や悪魔、悪霊などがクローゼットの中にいる、家の中に入ってくる、窓越しに自分を見ているなどといった訴えはカルトなどによる儀礼虐待（ritual abuse）の徴候であると指摘しているが、それらは必ずしも儀礼虐待を示唆しているわけではなく、一般的な解離症状と捉えることの方が自然であろう。

ヤスパースは実体的意識性を統合失調症の症状として注目した[48]。しかし解離性の実体的意識性は統合失調症のそれとは異なり、その確信性は乏しく、気配に妄想的意味づけがなされることはない。気配をありありと感じるのみであり、うしろを振り向いたり、窓の辺りを確認したり、隣の部屋に行ってみたりすることで認識は容易に訂正される。また患者は、自分の心理や行動を操作したり、それらに影響を与えたりする存在を気配として察知しているわけではない。あくまでそこにいて、こちらを見ているだけの不気味な存在として感じている。

気配過敏症状では周囲に対する知覚過敏を伴うことが多いが、動悸、過呼吸、咽頭狭窄感、四肢の感覚異常、吐き気など多彩な身体症状もみられる。また思考、感情、表象など広く思考が内的に湧き上がることもある。これは従来、思考促迫などと呼ばれてきた症状であり、過敏状態にみられることが多い。

気配過敏症状の二類型

先の体外型離隔と体内型離隔といった分類に従うと、先に述べた気配過敏症状は体外型気配過敏症状ということができよう。すると体内に気配を感じる体内型気配過敏症状も考えられる。ある患者は「自分の中にもう一人の人がいる。名前も年齢もわからない人がいると小さい時から思っていた」と言う。よりはっきりとした人格存在を訴える患者もいる。症例をみてみよう。

症例　初診時三〇歳　男性　特定不能の解離性障害

自分に語りかけてくる奴がいる。自分の体の中にいる何かです。そいつが悪意に満ちた言葉を自分自身に浴びせかけてくる。ずっと前からいた。自分の中のコリというか。イメージとしては、黒くて、細長くて、五〇cmくらい。意識が疲れると隙をうかがって出てくる。それを捉えて殺すことができない。付き合うしかないかなと思う。お腹の上あたりに固まりを感じる。攻撃性を自分に向けている存在。あと周りから見られている感じがする。会社からの帰りがけ、誰もいないけど隣に友達が歩いているように感じる。実際にはいないけど、頭の中で見て感じている。その人と話をすることもある。「久しぶり」とか「バイバイ」といった他愛のない会話です。

この症例は一見統合失調症のようであるが、診断は解離性障害である。約一〇年以上にわたって経過をみているが、服薬しないで落ち着いた状態が続いており、社会的にも立派に生活している。彼は自分の体の中に悪意を持った存在を感知しているが、それとともに自分の傍らに友人のような存在を感じているとも言う。体内型および体外型気配過敏症状が想像上の友人と類似したものとして体験されている。

体内型気配過敏症状では人格的存在が自分の体内に存在しているものとして感じているのが通常であるが、ときに頭の中の固まりなど体感異常へと連続している症例もある（第Ⅱ部第三章参照）。

対人過敏症状

対人過敏症状は外出したときに「人が怖い」とか「人が多いところが苦しい」と感じる体験である。[133] 閉所恐怖の要素を伴っていることもしばしばである。駅の改札口や電車の中などで人込みに怯える体験を著者は「人込み恐怖」と呼んでいる。たいていの場合、自分が「変な人間に見られている」とか「浮いた存在に見られている」などと他者の視線に怯える視線恐怖を伴っている。ときに「自分の顔が醜い」と醜貌恐怖にも似た確信性を感じさせる症例もあるが、典型的な醜貌恐怖とは異なり、そのことに持続的にこだわって苦悩しているわけではない。

周囲の他者が自分に対して攻撃してくるような怯えを感じる患者もいる。他者に対する警戒心が強く、街で誰かが自分の方に向かってくるように感じたときなどビクッと怯える。横断歩道を歩いていて、他人とすれ違うときなどにも強い緊張や怯えを感じる。極端な場合には背後から刃物で刺されるような不安を感じる。結果的に外出恐怖ともいえる状態になって家からなかなか出られなくなることもある。これらは妄想とは言いがたく、せいぜい妄想様観念にとどまる。

このような他者に対する怯えは外傷後ストレス障害（ＰＴＳＤ）の症状と類似している。ただ解離において危害を加えようとする主体は見知らぬ「他者」であるが、ＰＴＳＤにおいては周囲世界に対する刺激全般に怯える過度の警戒心や驚愕反応が特徴的であり、若干の相違がみられる。従来対人恐怖などでも報告されてきた症状に部分的に重なっているが、対人恐怖では「他者に嫌な感情をもたらしてしまう」という怯えが前景にあるのに対し、解離では「他者に危害を加えられる」という怯えの意識が強いと言えよう。

離人症と空間的変容

ここで取り上げた空間的変容は従来離人症として捉えられてきた症候と類似しているが、必ずしも一致しているわけではない。[164] ＩＣＤ-10では離人症は「離人・現実感喪失症候群」[4] という診断名で「他の神経症性障害」に分類されている。ＤＳＭ-Ⅳでは離人症性障害を解離性障害に分類している。

このような分類の差異はその定義にも窺える。ＩＣＤ‐10では「離人・現実感喪失症候群」を「患者が自分自身の精神活動、身体、および／または周囲が非現実的で、疎隔され、あるいは自動化されているように、質的に変化していると訴える障害」としている。それに対して、ＤＳＭ‐Ⅳでは離人症性障害を「自分の精神過程または身体から遊離して、あたかも自分が外部の傍観者であるかのように感じる持続的または反復的な体験」としている。ここには離人症の記載について微妙ではあるが、明らかな差異が認められる。

ＩＣＤ‐10は従来の広範囲の離人症に近い記載であり、非現実感など質的な変化の訴えに重点がおかれている。それに対してＤＳＭ‐Ⅳでは自分から遊離した傍観者の感覚、つまり自己の空間的変容を強調しており、より解離の特徴をとらえている。要するにＩＣＤ‐10の「離人・現実感喪失症候群」は非特異的な離人症一般を広く指しており、ＤＳＭ‐Ⅳの離人症性障害は解離性障害により特徴的な離人症を指していると言うことができよう。

木村は、離人症を自我の喪失感、自我の離隔感、感情の喪失感、事物の非実在感、時間的経過や時間そのものの非連続感、自我の非連続感、空間の非存在感などによって表現される体験とし、自我、時間、空間、事物などのすべてに通じる「現実感の喪失」を強調している。そこでは自分が自分であるという私の連続性と同一性を産み出す根源的な事実を成立せしめている場所（＝自我）が成立していないという[54]。木村は解離の観点から離人症を検討することはないが、彼のいう自我の不成立に解離性の要素が混入する可能性は否定できない。

ここで自我意識についてみておこう。ヤスパースは「自我が自己自身をいかに意識するか」を自我意識（Ichbewusstsein）とし、四つの形式標識をあげている[48]。すなわち、自我の能動性、自我の単一性、自我の同一性、外界に対立する自我の意識の四つである。ヤスパースが描き出す自我意識の障害には離人症や憑依、薬物中毒など診断的には幅広い領域をも含んでおり、自我意識の障害は決して統合失調症に特異的ではない。自我の能動性の障害では離人症状が取り上げられ、自我の単一性の障害では憑依が取り上げられている。ヤスパースが自我の単一性の障害として引用している神父は、一七世紀に起ったルーダンの魔女事件で有名な神父ジャン・ジョセフ・シュラン Jean-Joseph Surin である。

この神父は修道女の悪魔祓いのためにルーダンに赴いたが、逆に悪魔に取り憑かれてしまった。彼については多くの記録が残されている。ヤスパースは「この神父はその後の経過をみると分裂病にかかっていたらしい」と述べているが、記録からは解離性の憑依の可能性も高い。

離人症と意識障害の関係については安永が論じている。安永は離人症の特徴を次のように簡潔にまとめている。[174]

①体験の中に割り込むように入ってきている奇異な「疎隔」の感覚。

②それを苦悩として認識している正常な自我が存在しているという「二重意識」。

ここでいう「疎隔」とは質的変化であり、対象は一種の断層、隔膜、裂隙によって隔てられ、遠ざかっている。これは欠損の実感であり、「まさに覚醒した、正しい自我意識の前に、変質した世界がわりこんでくる」のである。今まで体験したことのなかった質的な異様さが空間・時間的な連続性を断ち切るのである。そこには異質な体験の割り込みがある。そのような体験が生じるためにはあくまで覚醒した意識を基盤にしていなくてはならない。

それに対して意識障害では裂隙はみられない[170]。意識障害という事態は自他の間の距離感をぼやかし、混融させるところに本質がある。解離性の離人症とはあくまで離人症とは区別されるべき「離人症様症状」であって、そこには離人症の本質であるところの「疎隔」や「二重意識」は生じない。安永にとって、解離はあくまで意識障害の病態の一つなのである[177、178]。ただし不完全な意識障害には、これに抗して不完全な反省、覚醒意識を伴うことがあり、離人症に似た二重意識を生じることもあり、両者は併存しうるとされる[170]。

著者はさしあたって次のように考えている。ＤＳＭにみられる離人症性障害は解離的ではある。しかし、それだけでは解離性離人症と確診することはできないし、解離以外でもみられる体験である。解離性離人症では離隔とともに過敏がみられる。つまり単に「眼差しとしての私」と「存在者としての私」の分離がみられるのみではなく、主体がその二つの私の間を交代しうることこそが解離性離人症を構造づけている。

空間的変容と意識変容

次に提示する患者は両親の不仲や親に対する愛着の障害、学校でのいじめなど幼少時より居場所のなさを感じてきた。二一歳頃より神経性無食欲症として発症したが、治療過程でその背景に解離症状が存在することが明らかになった。

症例　初診時二三歳の女性　特定不能の解離性障害

いつ親がいなくなっちゃうんだろうという不安が昔からあった。ずっと安心感がなかった。「自分は家の子じゃない」、「生まれるべきじゃなかった」と思っていた。そういう時に自分の意識を飛ばすんです。自分と今の状況を切り離すんです。自分の感じる心をなくすんです。感じることや感情を一切断つんです。こうしたことは昔からずっとやってきた。いつもは無意識にやっていたけど、このあいだはやろうとしていたことに気付いた。感覚や感情など感じるすべてのことを飛ばす。飛ばすって言うか、断つ、切り離すんです。ところが感覚が戻ってきたときにはすごく不安になる。現実に戻って来た時に感情を生々しく感じてパニックになる。感情を飛ばす時には比較的スムーズに離れていく。ところが感覚がない状態から感覚がでてくる状態に移行すると、それまで感じていなかったところからいきなり感じるようになってパニックになる。

ここで語られている「意識を飛ばすこと」とは離隔の延長上にある。そこから現実に戻ることがパニックと表現されている。これは離隔から過敏への移行である。現実から離れて変容するという離隔の構造があってはじめて、現実との再接触すなわち過敏がある。離隔と過敏は現実との関係の方向性が逆になっており、互いに表裏の関係にある。離隔も過敏も分離した二つの私の構造を前提としており、その上での主体の位置の交代である。そのように考えると離隔と過敏はともに意識変容と捉えることができる。

離隔がより眠りの方向へ向かうことであるならば、過敏はより覚醒の方向へと向かうことである。これらは方向が逆を向いているベクトルであるが、ともに眠りと覚醒の間に位置しており意識変容と捉えることができる。したがって一見過剰覚醒のようにもみえるが、過敏は意識変容の一様式と考えるのが自然である。過敏状態にはどこかぼんやりとして注意が行き届かず、何らかの意識狭窄や意識水準の低下を窺うことができることが多い。次の症例はそのことを表現している。

初診時四二歳　女性　解離性健忘

一人で何もしないでボーッとしている時、うしろに黒い影みたいな気配を感じる。でも自分がパタパタと何かをしているときには、そういう影や気配を感じることはない。以前は肩のところに気配を感じていたけど、最近は遠くに感じるようになった。

時間的変容

時間的変容とは意識状態、人格状態、人格同一性などが時間軸に沿って変化・交代することである。症候としては健忘、遁走、交代人格などがあげられ、意識状態や人格が突然、交代・変化し、時間的な非連続性ないしは断裂がみられる。健忘は時間的変化に付随するものであり、同一性の交代や意識状態の変化があくまで主である。人格が交代しても健忘がみられないことがある。

空間的変容は意識変容を伴うことはすでに指摘したが、意識変容でも比較的急に現れて突然終わるような経過をとる朦朧状態などは空間的変容と時間的変容の中間として把握することも可能である。つまり空間的変容と時間的変容は併存しうるのであり、この点については後述する。本章では健忘と人格交代について取り上げる。遁走は症例数が少ないことと、その特徴は健忘の中で論じることができるであろうことから今回は触れない。

解離性健忘

健忘には限局性健忘、系統性健忘、全般性健忘、持続性健忘などさまざまな種類があるが、解離においては持続性健忘がみられることはほとんどない。限局性健忘とは何らかの出来事で占められている一定の期間の出来事を忘れることである。通常、逆行性健忘は限局性健忘に含める。系統的健忘とはある出来事に結びついている事柄を忘れることであ

表3　解離性健忘の二類型

逃避型健忘	男性優位	逃避傾向	家族に依存	健忘の持続
変容型健忘	女性優位	自立志向	家族を嫌悪	健忘の反復

る。全般性健忘（allgemeine Amnesie）とは全生活史健忘のことである。[129、165] 欧米に比較して日本では全生活史健忘が多いといわれており、遁走を合併することが多い。

解離性健忘は何かの外傷的出来事あるいはストレスの強い状況があって、そのためにある一定期間の健忘がみられる病態である。これには二つの類型を考えることができる。

まず一つは全生活史健忘や解離性遁走に典型的にみられるような「逃避型健忘」である。病像は健忘が前景を占めており、その他の精神症状や身体症状などはほとんどない。以前から全生活史健忘として報告されてきた症例の多くはこの類型であり、健忘の期間は数日から数カ月にわたる。大矢[109]は全生活史健忘を単純経過型と不安定経過型に類型化しているが、単純経過型は「逃避型健忘」が多い。

男性例で遁走を伴っているケースが多い。この類型の性格傾向は概して依存的、受動的ないしは逃避的なところがある。逃避傾向は自立に対する重荷や怯えを背景にしており、家族に対する嫌悪を抱きながらも、結果的には家族に依存するといった両価性を孕んでいる。責任の重圧や窮地に追い込まれたり、危険に晒されたりするような状況、あるいはこのような状況を目前にして健忘が発症する。発症から回復にいたる経過には逃避、回避、疾病利得などの特徴がみられやすく、健忘は一カ月から数カ月にわたる。ときに数年間にわたって回復がみられないことがある。人格の同一性に関しては変化がなく、まさに健忘だけが唯一の症候のようにみえる。記憶回復後はそれまでの健忘期間の出来事を想起できることが多く、その時期との連続性が保たれていることが多い。しかし、そのような症例であっても、回復後の表情やふるまいなどを参考にすると、健忘期間中の状態はなんらかの意識の変容が推定されることもしばしばである。

もう一つの類型は「変容型健忘」である。健忘以外にも精神症状は多彩であり、健忘の背景に自己同一性や意識の変容がはっきりとみられる類型である。錯乱状態、幻覚、同一性混乱、記憶の混乱、退行、フラッシュバック、対人過敏、気配過敏、衝動性、易怒性など多彩な精神症状に加え、失神発作、過呼吸、動悸、不安発作、失声、吐き気、めまいなどの多くの身体症状を伴う。

パソコンや携帯電話でメールを送ったり、掲示板に書き込んだりを自分でしておきながら、そのことをまったく記憶していない。後になってメールの履歴を見て驚く。買うつもりのなかった商品をいつのまにか購入している。気づいたらすでに仕事を済ませている。学校の授業にずっと欠席していたと思ったら、実は全出席していたりする。気がついたらすでに手首を切っていたとか大量服薬をしていたなどといった自己破壊的行為もみられる。

第I部で提示した全生活史健忘の女性例はこの「変容型健忘」である。この症例の記憶回復後の状態は健忘期間中の状態と連続性が途切れ、あたかも人格交代があったかのように健忘出現からその回復までの生活を忘れてしまっていた。大矢の不安定経過型は「変容型健忘」が多い。以下に別の「変容型健忘」の症例を提示する。

初診時二〇歳の女性　特定不能の解離性障害

小学生の頃から「自分が夢の中にいる感じがする」などの離人症状を感じていた。高校二年の時に発汗、めまい、不安、一過性の健忘がみられた。高校三年の秋に過呼吸、動悸、情動不安定などが出現し、数日後にはそれまでのすべての記憶を失った。徐々に記憶を回復していったが、じゅうぶんに記憶を回復しないままに高校を卒業し、ヨーロッパへ留学した。留学を始めてから約一年後、授業中に過呼吸を起こし、ふたたび全生活史健忘を発症して帰国。帰国後は男性との交際がうまくいっている間は安定しているが、それがうまくいかなくなると吐き気、めまい、脱力発作、過呼吸、失立・失歩など多彩な身体症状を呈するとともに、希死念慮が強くなり大量服薬、自傷行為を繰り返すようになった。二〇歳のときに精神科を初診。健忘以外にも気配過敏症状、対人過敏症状、離人症状などの症状が認められた。その後も健忘を何度も繰り返したが、比較的早く回復する時もあれば、数カ月にわたって回復しないこともあった。全生活史健忘のこともあれば一定期間の健忘であることもある。当初から自分の名前につねに違和を感じており名前を変えようとしたり、美容形成の手術を受けたりする。また「とにかく家に帰るのが嫌。

できるだけ遠くにいたい」と言うこともあり，ほとんど男性と同居している。人格の交代がときにみられる。二一歳頃になると異性関係が安定するようになり，継続的に仕事もできるようになった。数年経過した現在，服薬せずに安定している。

この症例では異性関係が状態や経過に大きく影響を及ぼしている。性的虐待などの外傷体験はないが，小学校時代のイジメと家庭内の不和のために安心していられる居場所を獲得できなかったという。健忘は短期間の健忘や全生活史健忘などが反復してみられた。職業的な同一性の確立や頼れる異性（救済者）との関係もあり，しだいに落ち着いていった。

「変容型健忘」の患者の性格傾向には，自らの内にある逃避的・依存的なところを払拭しようとするかのような自立志向がみられることが多い。家族に依存する気持ちを否認するかのように，家族に対して攻撃的で嫌悪感を抱き，距離をとろうとする。家族によって満たされなかった空虚を埋めようとするかのように，異性との愛着関係を求める。発症にあたっては「逃避型健忘」のように窮地に追い込まれる状況よりも，恋人との喧嘩や失恋などのように性愛的関係の挫折が発症の契機となりやすく，経過においても性愛的関係が大きく影響を及ぼすことが多い。一般に女性の症例が多く，逃避型よりも年齢的には若い傾向がある。中年期に発症したケースであっても，青年期に抑うつや希死念慮，自傷行為などなんらかの精神的不安定な状態を経験していることがしばしばである。

健忘は短期間であったり持続的であったりとさまざまであるが，発症後は健忘を反復する傾向がある。特定の期間の健忘であることが多いが，全生活史健忘を呈することもしばしばである。

交代人格

交代人格といえどもじゅうぶんな人格的広がりを持っていることは少ない。それゆえ交代同一性（alter identity）という言葉が用いられることがある。しかし交代人格という言葉もなかなか捨てがたい。交代人格の多くは記憶が断片的で，思考の深みを欠いており，どこか戯画的な子どもっぽさを持っている。記憶，意識，思考，体力など心身ともにその能力に制限を受けているかのようである。このことは、交代人格が断片的記憶や感情を核としてそこから人格の全体性を獲得したようにみえることとも関係しているのであろう。

解離の進展とともに本来の人格と交代人格はしだいに人格のニュアンスを変容させていく。交代人格は解離の病像が進展するに従って役割や考え方などがしだいに詳細になっていき、人格の精巧さを増していく。一方で本来の人格は交代人格の特徴を帯びるようになってくる。つまり人格の同一性は希薄となり、退行した印象を強くし、人格としての深みを欠くようにみえる。

交代人格を持つ患者の病態はいくつかの段階に分けられる。軽度の場合、日常生活の大半を本来の人格が送っており、ときに人格が交代する。中等度になると交代人格が比較的頻繁に現れるため、それによって日常的に支障が目立つようになる。もっとも重度になると、複数の交代人格がほとんど途切れることなく現れて日常生活を送っており、本来の人格はほとんど現れなくなってしまう。重度の例としては、いつも病院にやってきて処方された薬をもらって帰っていく患者に「あなたは誰ですか」とあらためて訊いてみると、患者は「……誰かな。わからない」と答えたり、交代人格の名前を言ったりする。治療者はそれを聞いて少なからず驚いてしまう。あらためて本来の人格はどこにいるのかと訊くと、患者は「数年前から奥の方でずっと眠っている」と答える。

このように段階が進むにつれて、交代人格の役割、行動、出現時間は増していき、人格的深みを増していく。それとともに本来の人格は記憶も途切れがちとなり、同一性が曖昧になり、人格としての深みを欠くようになる。しだいに交代人格のひとつであるかのように人格の変容がみられる。いわば質的にも量的にも本来の人格と交代人格との間の差はなくなり、同じように断片化した人格になっていく。

ヴァン・デア・ハート Van der Hart, O. ら[157]の理論では、「あたかも正常に見える人格部分（apparently normal parts of personality, ANP）」と「情動的人格部分（emotional parts of personality, EP）」を人格の構造的解離（structural dissociation of the personality）の重要な構成要素としている。ＡＮＰは外傷記憶を回避し、日常生活をこなそうとす

る人格部分であり、ＥＰは外傷を受けたときに活性化された過覚醒、逃避、闘争などの活動に関わっている。これらの組合せにより構造的解離は第一次から第三次まで分類される。

第一次構造的解離（primary structural dissociation）ではＡＮＰとＥＰが一つずつみられる。単純型ＰＴＳＤや解離性障害の単純型がこれに含まれる。第二次構造的解離（secondary structural dissociation）ではＡＮＰは一つであるが、ＥＰが複数となる。これには複雑型ＰＴＳＤや特定不能の解離性障害、外傷に関連した境界性パーソナリティ障害などが含まれる。第三次構造的解離（tertiary structural dissociation）ではＥＰの複数化に加えて、ＡＮＰの複数化が生じる。この状態では交代人格はさらに自律性を増し、名前や年齢、性別、性格、記憶、役割などがより精巧なものとなり、解離性同一性障害がこれに相当する。

彼らの解離論は外傷を前提にしており、それがどれだけ解離の病態における妥当性を持つかは未定であるが、ＡＮＰとＥＰという二つの人格部分が、その性質はともあれ、われわれのいう「存在者としての私」と「眼差しとしての私」という二つの私に位置的に類似しているところが興味深い。「存在者としての私」と「眼差しとしての私」は空間的変容において重要な概念であるが、これらは時間的変容へと発展する可能性があることが示唆される。「存在者としての私」はこの世界の中で知覚し、行動している私という点でＡＮＰと類似しているところがある。それに対して「眼差しとしての私」はこのような世界から離れたところから「存在者としての私」に眼差しを向けている背後の存在であるが、この背後存在という点でＥＰと類似している。それぞれは人格の中でも前方に位置する人格部分と後方に位置する人格部分ということができる。

過剰同調性と空想傾向

解離の患者の多くは「周囲や相手に合わせてしまう」と自分を振り返る。幼少時からそのような特徴がみられることもあれば、ある時期からそのような傾向が顕著になることもある。以下の症例はすべて解離性同一性障害と診断された症例である。

幼少期からずっと周囲に合わせてきた。母親は場持ちがするから助かると思ったそうです。大人の顔色を見て、喜ばれるような振る舞いばかりしていました。どうすれば大人が子どもの仕草を可愛いと思うか、思わず微笑むのか知っていたように思います。知らない人は嫌でしたが、中座することなく父の知り合いを接待していました。膝にも乗りました。嫌だけれど喜ばれるなら我慢できて自分も嬉しいと思いました。（二九歳女性）

嫌われないように相手に合わせる。相手が喋っている内容から、その人の考え方を読み取って、それをもとにしてその人が好むようなことをいう。嫌われるのも、怒らせるのも、議論になるのも怖い。母親も父親もすごく怒るので。自分の本音で喋っていない。だから疲れる。目の前に人が複数いると黙っちゃう。あちらにもこちらにも合わせちゃう。合わせるのにいっぱい、いっぱいになる。波風立たないようにしたい。（一九歳女性）

相手に合わせてしまう。相手の欲望を満たしてあげる。嫌われたり、見捨てられたりするのが怖い。相手からどう思われているのかが怖い。相手の責任にすることができず、自分の責任にしてしまう。つねに人の顔色を窺っていた。合わせちゃう自分と合わせない自分がいる。『お前しっかりしろ』と聴こえる。相手を慰めたり、相手に合わせたりするためにいろいろ言ったりするが、それは実際に自分がやりたいこととは異なっているので最後まで続けられない。相手に合わせる自分のうしろに、真反対の合わせない自分がいる。突然、合わせない自分が出てくることがある。（二二歳女性）

このように解離性障害とりわけ解離性同一性障害の患者の多くは幼少時から過剰に周囲に合わせてきたと振り返る。このような特性を「過剰同調性」と呼ぶことはすでに述べた。その背後には「相手から嫌われるのではないか」とか「相手に見捨てられるのではないか」、「仲間外れにされるのではないか」といった人に対する根強い不安、不信、怯えなどがある。自分の存在がすでに世界に受け入れられていないことから、目の前の他者の表情や欲望を、その場の空気とともにつねに読み取り、それに逆らわずに合わせることを強いられる。場の空気を読むことが苦手な場合には、相手の表情や空気を読むことを意識して学ぼうとする。この辺りはアスペルガー症候群の解離群と関連してくる。過剰同調性はいわば「強いられた」同調性であり、生命的な共鳴性・共振性とは異なっている。

このような過剰同調性は虐待などの外傷体験に由来する可能性がある。幼少時は虐待者からの攻撃に抵抗したり、反撃したりすることが困難である。相手の要求や欲望に逆らわず、ひたすら相手に合わせるのである。共感性を欠いた関係であるために安心感が得られず、そこでの自らの行動、感覚、思考がどこか自分のものではないという疎隔感を抱え込んでいる。こういったことの要因は必ずしも虐待に限定されない。たとえば家庭内の持続する場の緊張感も関与しているであろう。家族内対立や病気がちの同胞の存在などのため、家という居場所が緊張に満ちた場になり、家族に対して迷惑をかけまいと自らを抑え、自分の要求は口に出さないようになる。そのために「いい子」として振舞い、過剰に親に同調することもあろう。

前面の私と背後の私

思春期の自我の形成とともに過剰に同調する私の背後にもう一人の私が現れる。しかしそれは通常の思春期の自我形成にみられるような仮面の背後の素顔ではない。通常仮面と素顔は表裏一体の関係にあるが、ここでいう二つの私の間は離れており、背後の私は形もなく同一性も希薄である。それは過剰に周囲に同調する前面の私からはみ出た私の部分、掬い取られずに根なし草のように浮遊している魂の断片であり、それが住まう場所である。現実世界に居場所を持てなかった魂の、現実ではないもうひとつの居場所である。

場所はヴェールによって包まれる。現実世界によって包まれることのない魂の断片は、そこで空想的ヴェールによって包まれる。解離患者の多くに幼少時からの空想傾向（fantasy-proneness）がみられることは知られている。前面の私が自己犠牲的で現実的な自己であるのに対して、背後の魂の断片はヴェールに映しだされた空想的な像を自らの形として捉え返す。それによって徐々に空想的同一性を発展させる。その存在は前面の私によって必ずしも意識されているわけではない。

ジャネ Janet.P.(46)によれば、ヒステリーには夢想の展開における強度と完璧性、自動性がみられ、それによって行動は現実化され、またイメージは幻覚化するという。あたかも記憶の断片が想像のヴェールによって包まれて夢を形成するように、背後は、虐待などの記憶を抱え込む断片化した魂が人格という全体性を空想的に育み、展開する場となる。

犠牲者と生存者

他者から虐待を受けた犠牲者（victim）人格は現実世界に安心できる居場所を持つことができず、断片化しつつ前面から背後へと移行する。これが交代人格の系譜の始まりである。多くは虐待の記憶を一人で抱え込み、それは凍結したままになっている。犠牲者人格は背後の暗い世界に一人でいる。他人格との交流も閉ざされている。この犠牲者は身代わりや盾、鎧となって残りの人格部分を生き延びさせる外皮のような機能を持つ。このおかげで他の人格部分は虐待の記憶を背負う必要がなくなる。

虐待が起った時、背後へと逃避していたのが生存者（survivor）である。虐待や外傷体験における体外離脱体験やＰＴＳＤ研究にみられる周外傷期の解離（peritraumatic dissociation）などがこれに属する。周外傷期解離とは「外傷体験の最中ないしは直後に起こる解離」を指すが、この解離はほぼ体外離脱体験である。つまり外傷を受けている私から体外離脱して観察者の位置にいる逃避的な私であり、時間的流れからも空間的広がりからも離れたところにいる自己保存的な私である。

そもそも「犠牲者としての私」と「生存者としての私」は合わせてひとつの私であった。譬えて言えば、「犠牲者としての私」は生体の外皮であり、「生存者としての私」は生体の内実である。外傷によって傷を負うのはまずは外皮である。外皮はなんとか外傷が生体の

表4　交代人格の系譜　３段階

1. 過剰同調性と空想傾向
2. 前面の私と背後の私に離隔
3. 場所の交代と交代人格への発展（犠牲者・生存者と救済者・迫害者）

全体に波及するのを食い止めようとするが、緊急の場合には、止むを得ず生体は外皮を脱ぎ捨て、切り離し、生き延びようとする。外皮は盾となって外傷体験を「包み込む」のである。それによって生存者は外傷から身を守ることができる。

この場合の「包み込む」とは「飲みこむ」など消化管の譬えにも通じるであろう。安永は、心的外傷の記憶が物の弾み的に体内に侵入し、連続性なく突然無意識の弁が開いてしまい、その向こうに落ち込んでしまうことがあると述べている。[178] 外傷記憶は盲管の中で被包化され、それが消化管を通じて吐き出されたり、消化・排泄されたりすることがなくなってしまう。つまり現実と接触することがないため加工、解消されず、そのままの状態で凍結される。

背後の空想的ヴェールに包まれて、外傷記憶を抱え込んだ「犠牲者としての私」は交代人格である犠牲者人格へと次第に発展する。それは眠りの中での夢のような体験であり、夢が自動展開するように交代人格もまた想像的に自動展開する。「生存者としての私」もまた同様に生存者人格へと発展する。

救済者と迫害者

犠牲者人格はそもそも外傷を身に受けた人格である。普段は背後にいるが、前面の人格が危機に瀕した時に交代して現れることが多い。犠牲者人格は虐待状況や窮地において、生存者人格の身代りとなることもあれば、それを守る盾（protector）となることもある。[144] このようなあり方は身代わりという形式での救済者（rescuer）と言えよう。

しかし、ときに彼らは「自分だけが苦しい記憶を抱え込み、暗い世界に閉じ込められている」という絶望的な思いや、「自分ばかりが犠牲になっている。生存者が自分を置き去りにして見捨てた」という激しい怨みを抱く。こうした場合には犠牲者人格は生存者人格に対して強い攻撃性を表出する。「死ね」などという幻聴で攻撃するにとどまらず、「お前なんかこうしてやる」と人格交代をして自傷行為や大量服薬をさせたり、頭痛や腰痛などの痛みやさまざまな身体症状を引き起こしたりする。あるいはまた自ら虐待を招いたという自責感から自傷行為をする場合もある。

生存者人格は犠牲者人格から身を離し、状況を俯瞰する視点から眺める。アリソン Allison, R.E.[2] のいう内的自己救済者（ISH: Inner Self Helper）は癒す神の力と愛を伝える媒介者であり、患者の過去と将来を知り、冷静沈着で理性的である。主人格がお手上げ状態に陥った時、物事をテキパキと処理する有能な人格として出現する。フェレンツィのいう守護天使オルファもまた同様の存在である。[25] このような存在が出現することは臨床ではそれほど多いとは言えないが、いざというときには治療者に対して的確な助言や指示を与えてくれる。このような救済者的役割には身代わりとしての要素はなく、守護者（guardian）としての機能がみられる。

しかし生存者人格もまた守護者ではなく迫害的で攻撃的な存在となることもある。犠牲者人格に対して、その弱さや主体性のなさについて背後空間から「ダメだ」、「生きている価値がない」、「死んでしまえ」などと激しく攻撃する。それは弱者に対する強者の、欺瞞に対する本音のニュアンスを含んでいる。あるいはまた犠牲者に対する生存者の負い目の気持ちから、自らを傷つけようとすることもある。

このように犠牲者人格と生存者人格はともにその感情の色合いから救済者にもなるし迫害者にもなる。このように救済者と迫害者は構造的に反転可能であることは治療的にみても重要であるが、その点については第Ⅳ部でふたたび取り上げたい。

空間的変容と時間的変容の中間症候

これまでわれわれは変容という言葉を、空間的変容でいうところの「分離すること」と時間的変容でいう「交代すること」の二つの意味で使ってきた。考えてみればこのような両義性は空間的変容にも時間的変容にもみられるといってよい。すなわち、空間的変容において主体は「眼差しとしての私」と「存在者としての私」に分離しつつ、ときにこれらの間を交代する。それによって離隔と過敏という症候が出現することはすでに述べた。時間的変容においていくつかの人格が交代するが、ときにそれらは他の人格を離れたところから意識している。空間的変容と時間的変容は必ずしもはっきりと分けられるわけではない。それらの中間に位置する症候もまた存在している。それらを把握することは解離の症候全体をより理解することになるであろう。

交代人格型離隔

離隔には自分の行動がどこか自分のものでないように感じられる状態から、体から離れて自分の行動を観察者のようにただ眺めているだけの状態までさまざまな程度がある。このような症候は離隔の範囲内であるが、そこからさらに進むと意図していない行動をしているもう一人の自分をただ漠然と眺めているといった状態になる。これは自己意識の障害と言ってもいいだろう。「交代人格型離隔」とは交代人格が行動しているときにその行動をどこかから眺めている体験である。主体は背後や上方あたりから交代人格の行動をみているが、その行動を制御することはできない。これこそ人格が二重化しているという意味で「多重人格」という言葉がふさわしい。

症例　初診時二八歳の女性　解離性同一性障害

私はそういった覚えがないのに誰かと付き合っていることがある。自分の行動を見ていた。そのときのことは夢か現実かわからなかった。どうやら誰かと付き合っているみたい。気が付いたらある人と一緒に歩いている。相手の話を聴いていると、どうやら私は彼の友人ではなく恋人のようだった。自分たちを上から見ている感覚で、まるで夢みたいだった。その人と一緒に自分が歩いているのが上の方から見えた。その私は見ているこの私にお構いなしに彼との会話を楽しんでいる。夢だと思っていたけどそれが現実だった。買い物した記憶がないのに買い物をしていたというのと同じ気分。ストレートに訊くことができなくて遠回しに「私たちどういう関係なの」と訊いたら、彼は「彼女だ」と言ったのでびっくりした。

この症例で交代人格は当事者視点にある「存在者としての私」と同じ位置にいて行動しているが、それを観察者のように「眼差しとしての私」が見ている。交代人格の行動を観察者視点からただ眺めるだけで、交代人格の行動を制御することはできていない。遠まわしにどういう関係なのか訊いていることからすると、このような状態でもある程度の関与ができることもある。交代人格型離隔では背後あるいは上方から交代人格の行動が見え、その言動に驚いていることが多い。その時の記憶はわりと鮮明に保たれており、交代人格の出現がみられるにも関わらず記憶の連続性が保たれている。このような体験は見方によっては自己像幻視と考えることもできる。安永は多重人格にみられる自己像幻視の例として、サイズモアの著書「私はイヴ」のクリスティーンの体験を紹介しており、参考になる。ここでの自己像視はまさにこの交代人格型離隔である。[177]

交代人格型気配過敏

気配過敏症状とは実際には誰もいないのに誰かがいる気配をありありと感じることであった。その際の「誰か」とは漠然と男の人などと表現され、それが特定の人物として認識されているわけではない。ここでいう交代人格型気配過敏とは自分の近くの空間に人格がいるという気配をありありと感じることである。解離性の『させられ体験』はこのような症候を背景として成立する。

初診時二三歳　女性　解離性同一性障害

最近、私の体を使って人格が出てくるということはなくなってきている。前は「死ね」とか「あっちにはいいものがあるから」などと聴こえていた。最近は自分が強くなってきたんです。誰かが背後にいるのが怖いという感じは最近なくなって、気配に安心感がある。アドバイスをくれるようになった。交代人格のNは「気にすんな」と言ってくれる。Nが自分の側にいる気配がすると、普段にはないエネルギーが湧いてくるんです。必要な時に出てくるんです。昔、Nはその実態がつかめなくて怖かったけど、コミュニケーションをとるようになって仲良くなった。

治療開始後二年、治療が進んで、人格同士のコミュニケーションがしだいに円滑に進むようになった時期の患者の言葉である。このような症例をみると気配過敏症状はもともと交代人格の気配であるようにも思えるが、もちろん交代人格のいない症例でも気配過敏症状を呈することがあるため、必ずしも気配過敏症状が交代人格の気配に由来するとはいえない。ただ解離性同一性障害にみられる背後の気配は交代人格を示唆している可能性は高い。

初診時三二歳　女性　解離性同一性障害

「死ねばいいのに」とか「何で生きているの?」といま誰かが頭の中で言っている。友達に「死ねばいいのに」とメールを書いて送ったようだけどその記憶がない。相手から返事が来たのでわかった。書いたのはたぶんHちゃんかなあ。確かにその時、友達にむかついたことはむかついた。でもHちゃんは私を守っている……。あ、いなくなっちゃった。さっきまで頭の中の、右の方にHちゃんがいた。「先生とはいま話したくない」と言っていた。

回復して落ち着いた状態にあったが、久しぶりに人格交代について語った時の言葉である。交代人格型離隔や交代人格型気配過敏は解離性同一性障害の回復過程にみられることが多く、時間的変容から空間的変容へと移行しつつあることを示唆している。解離の病態において時間的変容を主とする段階から空間的変容を主とする段階に移行し、しだいに安定化する経過がみられることはしばしばみられる[126]。このような体験について把握しておくことは時間的変容から空間的変容へと橋渡しする際に参考になる。

第5章　解離と夢の構造

原初的意識と主観性

レヴィ・ブリュールは「すべての人間精神の中には、その人間精神の知的発展がどのようなものであろうとも、原始心性の抜き難い根が牢固として存在しているのだ」と述べている。英国の人類学者タイラーは「原始文化」において、動植物から無生物にいたるまで万物は人間と同じように霊魂が宿っているという観念、つまりアニミズムこそ宗教の始まりであると考えた。このような考え方に基づいて、多くの精霊崇拝が行われ、その中のいくつかは人格性を帯び、多神教から唯一神教へと進化していくと考えた。

タイラーの高弟マレットはアニミズムを伴わない宗教儀礼をもつ未開種族に注目した。そこでは畏怖や崇拝の対象は霊魂という存在にまで達しておらず、人格性のない一種の不可解な力の働きとみなされた。非人格的な神秘的呪力・超自然的勢力はマナと呼ばれ、人間から精霊、金、石、器具にまで存在するとされる。霊魂以前にものが「生きている」と感得するマナイズムはプレアニミズムと称されることもある。そこに人格的要素を認めようが認めまいが、未開種族においてはすべての自然や事物、現象は自分たちと同じように生きて主観性を持つものとして感じられる。こうした感じ方はわれわれにもじゅうぶんに馴染みがあるであろう。

安永は、原始の意識ではあらゆるものが主観性をおびて体験されるとし、そこにみられる主観性の外空間定位を原投影と名づけている。彼によれば、原始の体験世界ではあらゆるところに魂をみる。これは心理学的投影を可能にする基盤であり、主観性はあらゆるところに存在し、自他の区別のないレベルで遍在（omnipresent）している。安永は次のように述べている。

> 他者の中に、いかにしてその主体性を了解するかが不思議なのではない。本来の体験形態においては対象ことごとくが心をもつ、と言ってよい。（幼児にみられるアニミズムとは体験可能性の基盤である）。ひとは客観的「物」なる概念を始めからもっていたのではない。「物」がいかにして「物」であるか、つまり主体性ある存在とみなさなくてもよいかを、長ずるに従って経験が教えるのである。
> （『精神の幾何学[175]』）
>
> たった一人で書斎で書きものをしているとき、花瓶に生けられた花は、私をみつめているごとくではないだろうか。それどころか壁すらも自分をみつめてはこないだろうか。夜空を仰げば満天の星が自分に何か語りかけてこないだろうか。そしてこれらは、それこそ自己投入の結果ではなく、逆に自己投入を可能ならしめるところの基盤ではなかろうか。これが原・体験なのであって、それが整理され、消去されて生じてきたのが、成人の成熟した、はっきり物を物と見なすところの意識であるというべきではなかろうか。
> （『精神医学の方法論[173]』）

このように対象もまた私と同じように心や身体を持ち、そして眼差しを投げかけるものとしてある。私と私の身体そして私の眼差しが空間的に遍在するとともに、他者もまた身体と眼差しをもって世界に遍在する。このような主観性の意識は原始の意識と同様に幼児の心的世界においてもみられる。覚醒している私は「いま・ここ」に主観性として身体を持って生きているが、幼児の意識や原始の意識では主観性は拡散し、他者・世界へと広がっている。世界は主観性に満ち、生きた身体をもち、眼差しを持っている。幼児や原始の人々の拡散した主観性の意識を「原初的意識」と呼んでおこう。

これまで「拡散」や「遍在」など原初的意識の空間的側面について検討してきたが、次にその時間的側面について論じよう。フレイザー Frazer,J.G. が「金枝篇[28]」の中で呪術について述べている部分を引用しよう。

呪術の基礎をなしている思考の原理を分析すれば、それは次の二点に要約されるもののようである。第一、類似は類似を生む、あるいは結果はその原因に似る。第二、かつてたがいに接触していたものは、物理的な接触のやんだ後までも、なお空間を距てて相互的作用を継続する。前の原理を類似の法則といい、後者を接触の法則または感染の法則ということができるであろう。この二つの原理のうちの前者、つまり類似の法則から、呪術師はただ一つの事象を模倣するだけで、自分の欲するどんな結果でも得ることができると考える。後者からは、たとえそれが身体の一部であったものであろうとなかろうと、ひとたび誰かの身柄に接触していた物に対して加えられた行為は、それと全く同じ結果をその人物の上にひき起こすと結論する。類似の法則の上に立つ呪を類感呪術（Homoeopathic Magic）あるいは模倣呪術（Imitative Magic）という。そして接触の法則または感染の法則を基礎とする呪は、感染呪術（Contagious Magic）と呼ばれる。

呪術とは原因から結果を生み出す力を利用する手段であるが、ここにみられるのは原初的意識にみられる因果すなわち時間の特徴である。類似の法則では結果は原因に似る。ココにあるものとソコにあるものが「類似の反復」の関係を引き起こす。感染の法則ではかつて接触のあったココにあるものとソコにあるものが「接触の持続」の関係にある。ともに共感（Sympathy）の関係を基盤にしており、フレイザーは類感呪術と感染呪術を合わせて共感呪術（Sympathetic Magic）と呼んでいる。

このように空間的には拡散や遍在、時間的には反復と持続を原初的意識にみることができる。真木悠介は「時間の比較社会学」(68)の中で原始共同体の一般的な時間意識について次のように述べている。

原始人も近代人も、共にこの現実の世界が、くりかえすものと　回的なもの、可逆的なものと不可逆的なもの、恒常的なものとうつりゆくものとの両方から成ることを知っている。つまり当然、両者はおなじ外界の世界をみている。けれどもそこから、両者はまったく異なった「世界」の像をつくる。原始人にとって意味があるのは、くりかえすもの、可逆的なもの、恒常的なものであり、一回的なもの、不可逆的なもの、うつりゆくものはその素材にすぎない。近代人にとっては逆に、くりかえすもの、可逆的なものの方が背景となる枠組みをなして、この地《じ》の上に、一回的なもの、不可逆的なものとしての人生と歴史が展開する。

時は流れ来て、ひとときもとどまらず流れ去っていく。近代人の個としての私、肉としての私を思うとき、世界のすべては帰らず、流れ去っていく。しかし、原初的意識において私は周囲へと拡散、遍在している。個を越え、肉を越えて拡散する私は広大な時間の流れの中で変わらぬものとしてあり、反復、持続の中にいると言ってもいいだろう。

近代人の時間意識の地層には反復、連続、不変がある。その上に一回的なもの、不可逆的なもの、うつりゆくものがある。「意識が覚醒している」とは共同体の中の個別性の意識であり、安永のいうパターンにおいて「無」が厳然と存在することを意味する。[170] 近代人の意識の底には時空的に主観性が拡散する原初的意識が横たわっている。それこそ変わらず同じものが反復し、もとに戻る時間の中に存在する主観性である。原初の意識では、過去の出来事は過ぎ去って今はないのではなく、今なお同じように反復・持続している。過去は過ぎ去って消滅したのではなく、今と同じように生きて、私を支えている。

夢の意識

現代社会に生きるわれわれは原初的意識を直接には体験することはできない。ときにそのような世界を垣間見たように感じることがあっても、気づいたときにはそれはすでに過ぎ去ったものとしてある。そのような体験は夢に似ている。通常、夢は睡眠中の体験の想起としてわれわれに現れる。はっきりと醒めた状態で夢を体験することはできない。夢もまた原初的意識と同じように、われわれ現代人にとっては覚醒状態の基層に息づいている。夢についてベルクソンBergson,H.[5]が述べている言葉をみてみよう。

夢の状態は……われわれの正常な状態の基層として現れるだろう。夢は眼覚めている状態に付け加えられるものではない。夢の生という拡散した心的な生を限定し、集中し、緊張させることによって得られるのが眼覚めている状態である。…眼覚めているというのは、夢の拡散した生のすべてを、実際的な問題が提起されている点でたえず除去し、選び、集めることである。眼覚めているということは、意志することを意味する。意志することをやめ、生から離脱し、無関心になるならば、まさにそのことによってあなたは眼覚めているときの自我から、夢の自我へと移行する。夢の自我は、眼覚めているときの自我よりも緊張してはいないが、もっと拡がっている。したがって、眼覚めているときのメカニズムは、夢のメカニズムよりも複雑で、微妙で、積極的でもある。

（『精神のエネルギー』）

意志することによって「拡散した心の生」を限定し、集中し、緊張させることによって日覚めている状態が成立する。覚醒状態を基盤としてそれに夢が付加されるのではない。覚醒状態では夢の思考はかき消され、意識されることはほとんどない。しかし、それは失われてはいない。夢の思考はつねに覚醒状態の基層としてある。意志することを止め、無関心になるならば、基底にある夢が現れる。

次に夢についてのクレッチマー Kretschmer, E.(60) の言葉をみてみよう。

夢みる者は全くひとりでに目標もなく、一見何らの意味も持たず、ただ雑然とばらばらに浮かび上がって形象に対して受動的な感じを抱く。このような形象は彼自身の内部に場所を持つのか或は外界に場所を持つのか、すなわちそれが主観的な表象と感じられるのか、或は客観的な事象と感じられるのか、はっきりと決めることができない場合がしばしばある。

（『医学的心理学』）

（夢の中では）「主観と客観」という論理的な関係が脱落している。夢の中では夢みるものが聞き手であると同時に語り手であり、苦痛な講義の場面の目撃者であるとともに講義をしている当人でもある。その矛盾を少しも意識することなくこのような出来事を自ら行うと同時に身に受けるという体験は、しばしば夢の中で経験することである。我々の精神的体験における二つの主要な複合体、即ち「自我」と「外界」とがこの様に分裂してお互いに溶け合い、そのため両者をもはや区別することができなくなってしまう事実と、このことは極めて緊密に関連し合っている。夢の中ではある瞬間に「自我」であったものが次の瞬間には、というよりむしろ同時に「非我」ともなりうる。

（『医学的心理学』）

クレッチマーは自己と他者、主観と客観、内部と外部、表象と知覚の融合状態について指摘している。夢の中では自

表１　『パターン』（Wauchope, O. S., 1948，安永浩，1960）

A/B

1. 体験空間に必須常在の構造。（言語化すればカテゴリー対の形になる。）

2. 非対称。A は公理的。A から出発すれば（するしかない）、B は対立項として出てくる。その逆は不可能。

例）生／死　自／他　全体／部分　統一／差別　生命／物体 etc.

例）（自から出発すれば）他は「自でないもの」として出てくる。他から出発することができるか？　できない。それはすでに自を前提にしているからである。（「もの自体」をカントは認識不能とした）それは仮にそうしたとしても、“自とは「他でないもの」である”か？　それで自の豊富な実感が出てくるか？　これは本質的に了解不能な文章である。

3. 一般に体験に B があれば A は論理的必然的に先在する。（logical necessity）
A があれば B は条件的偶然的 contingent に存在する。（特定の１つの B でなくてよい、ということ。）

これはいわば A が B を「つくる」からである。

この非対称は、いわば生命（自）エネルギーが外界に対してもつ余裕、余地をあらわしている。そこでエネルギー論的に

a ≧ b とあらわす。（＝は極限としての平衡を示す）

己と他者の区別ができなくなり、自己と他者は離れていてもどこかでつながっている。「自我」と「非自我」の間には連続性や拡散がある。このような特徴は夢と覚醒の移行状態において体験される。夢から覚めていく過程において、夢の中の「非我」は「自我」へと反転して収束していくのであって、その逆ではない。メダルト・ボス Boss, M. があげている「家の壁の工事の夢」(8)もまた、夢から覚醒するにつれて三人の職人はしだいに自分との重なりを濃くする。

われわれの多くは夢の中で抽象的に思考することも、物事を対象化して反省することもできない。表象は直ちに形象化し、形象はあらたな形象を引き寄せ、非連続的に展開していく。これらの特徴をパターン概念により構造的に精錬させたのが安永の意識障害論(170)である。

安永は意識障害（＝夢）の構造的特徴として、①パターン分極の意味が減ずること、覚醒時の「無」性の脱落。②表象の知覚化、表象⇅知覚の循環閉回路、③彼我未分・異体同魂的性格、つまり「距離があってしかも対象と同体である」性格などをあげている。

夢空間において自分はココにもアソコにも在り、ぼんやりと私（の身体）の延長、主体の拡散という趣があり、そこでは覚醒空間にみられるような凜然たる「無」性は脱落している。「無」性とは自と他、全体と部分、統合と差異などのパターンを分極する要因であるが、それが機能せず分極が曖昧になると、これらの二項は互いに引き寄せられ近づくことになる。安永はベルクソンやクレッチマーが夢について指摘したことをパターンの観点から整理し、明確化した。安永のパターンについては安永自身の簡潔な要約があるので、表1として引用しておく(177)。

解離、原初的意識、夢

動物と人を区別する指標として自己意識があげられることが多い。「自分自身を振り返ってみること」が意識の高次な段階であるとされる。実際、自己意識（リカーシブな意識）は覚醒やアウェアネスとともに意識の代表的なはたらきであり、そのうちもっとも高度な意識とされる(107)。したがって意識の障害ではまずこの自己意識になんらかの問題が生じることになる。

コンラート Conrad, K.(63) は、反省力とは「自己自身に至ること（zu mir selber kommen）」であり、自己がどこにいるかわからない世界から自己のもとへと至る乗り越えを「プトレマイオス的転換（ptolemäische Wendung）」と呼んでいる。意識混濁では徐々にプトレマイオス的転換の能力が失われてゆき、患者は世界の構成部分にとらわれ、ゆだねられ、自己への帰還を果たせなくなるという。すなわち我を忘れて対象へと引き寄せられ、事物の中に没頭し、我が拡散している状態が意識障害のひとつのあり方である。

解離は意識障害を基本とするが、夢意識と覚醒意識の間に位置づけられる。一方では空間的にも時間的にも私が拡散して偏在している夢意識がある。そして他方には肉体を持った個としての自覚を持った覚醒意識がある。この二つの意識の間に解離の病態を想定できる。パターン分極の観点からすれば、解離において「無」性は、夢意識における「無」性の脱落[170]と覚醒にみられる凛然たる「無」性の間にある。解離は主観性の時間・空間的拡散を基層に持ちながら、そこに自己意識を十分に獲得し得ていない状態にあるといってもよい。ここでいう自己意識とは時間・空間的な世界の状況で自己を位置づけることである。

解離の空間的変容は意識変容に属するが、これについて検討してみよう。離隔は私の拡散であり、遍在である。私は「いま・ここ」の肉体を持った個を越えて、世界のあらゆるところに拡散する。時間的に言えば、現在は過去へと拡散する。つまり現在は過去であるかのように現れる。たとえばデジャヴュがそれである。離隔は個から世界へと向かう意識がみられる。

他者の主観の遍在は過敏にみられる。あらゆるところに他者の眼差しと気配を感じる。時間的に言えば過去は現在へと向ってくると体験され、フラッシュバックはそのような症候の現れの一つである。過敏は世界から個へと向かう意識が特徴的である。このように同じ空間的変容に属するといえども離隔と過敏は覚醒度が同じではない。離隔は夢に向かい、過敏は覚醒に向かうといったようにベクトルが逆になっている。

入眠時体験と解離

解離＝ヒステリーは古くから睡眠との関連が指摘されてきた。寝入る前に退行した状態になったり、夜になると漠然とした恐怖を感じたり、眠ることに怯えたりする。夜中にむっくり起き出して朦朧状態で行動したりする。また朝起きた後に行った行動について、後になってまったく記憶がないといったこともしばしばである。すでに指摘したように、解離は覚醒と夢の中間に位置づけられる。

バイヤルジュ Baillarger は「頭の中で聞こえる声」のように感覚性を欠くものを精神幻覚（halucination psychique）と呼んで真性幻覚から区別した。たとえば空想や記憶の表象が映画のように頭の中に浮かぶ幻覚などである。このような体験は解離性幻覚ときわめて類似している。バイヤルジュは、幻覚の成立には「記憶と想像の不随意な活動」、「外的印象の遮断」、「感覚器官の内的興奮」の三つが必要であるとしたが、はじめの二つによる感覚性を帯びていない不完全な幻覚を精神幻覚と呼び、これが偽幻覚の歴史のはじまりとされる。定義からすると、精神幻覚は入眠時体験に見られやすいことは容易に推察される。

覚醒と睡眠との中間である入眠時には、覚醒時の思考の秩序がしだいに失われ、思考は弛み、半ば自動的となる。思考や知覚、表象はまとまりを欠き、脱線、混乱、断片化し、体験は受動的になる。幻覚を伴うことも多く、入眠時幻覚（hypnagogic halluciantion）の初期には光や色彩、幾何学模様、要素的な音が瞬間的に感じられる。自分の名前を呼ばれるという体験も多い。中期には顔や動物、景色などがみられ、後期にはエピソードが鮮やかな映像になると言われている。

エー Ey, H.[24] は入眠時幻覚をさまざまに分類している。主体の前に映画の像のように幾何学的または装飾的形態が現れる視覚性入眠時幻覚、音楽的または言語的性格、自分の名前が呼ばれたり、明瞭な響で短い語句が発せられたりする聴覚性入眠時幻覚、下降、上昇の感覚などの奇妙な運動感覚、得も言われぬ知覚異常または体感異常などといった体感性入眠時幻覚などである。

これに睡眠麻痺（sleep paralysis）などが重なると幻覚はさらに顕著になる[98, 102]。チェイン Cheyne J. A.[15] らは睡眠麻痺に伴う入眠時体験を、前庭・運動幻覚（vestibular-motor hallucinations）、侵入者幻覚（intruder hallucinations）、夢魔体験（incubus experiences）の三つに分類している。前庭・運動幻覚には身体浮遊感、降下感、飛行感覚、体外離脱体験、自己像視などが含まれる。そこでは恐怖感はさして強くない。侵入者幻覚とは他者の現存感であり、侵入者、悪魔、魔女などの気配、足音や脅す声、囁き声などの幻聴、触られたり、わしづかみされる感覚などである。夢魔体験とは胸が重苦しくなるなど呼吸困難、窒息感、痛みなどがみられ、切迫する死の不安や怯えを伴っているとされる。

解離の患者は入眠時体験を一般人よりも高頻度に経験しているが、それらは大きく分けて次の三つの類型に分類される。一つは「表象幻視型」入眠時体験であり、とりとめのない考えや記憶表象が映像として眼前に視覚化されて見える。それに聴覚性の幻覚が伴うことがある。これは主として視覚、聴覚領域の体験である。

二つは「離隔型」入眠時体験であり、眠っている自分の体からずれたり、体から離れて自分が浮き上がる体外離脱体験であったりする。ときにそこから自分の姿を見ることがある。これはチェインらの前庭・運動幻覚に相当する。主に体感、視覚領域の体験である。

三つは「過敏型」入眠時体験であり、寝ている自分の近くや部屋の中、窓やドアの付近に誰かがいる気配がする。ときにそこから自分のところへ近づいてくるのがありありと分かる。黒い人影が見えたり、誰かに触られたりすると訴えることもある。これはチェインらの侵入者幻覚にほぼ相当する。他者の気配を体感や実体的意識性で感じることが多いが、ときにそれらは視覚、聴覚、触覚など広範な感覚を巻き込み、形象化する傾向がある。

解離における夢の構造

次に解離性障害の患者にみられる特徴的な夢の体験について述べる。「夢の中で自分が夢を見ていることに気づくこと」は一般に「明晰夢 lucid dreaming」と呼ばれている。この体験自体は一般にもよくみられ、それほど解離に特異的というわけではない。ただし、「自分自身に気づく」という自己再帰性は解離では比較的頻繁にみられる。

「テレビや映画のスクリーンを見るように夢を見ていることがある」と報告する解離の患者は多い。このような夢は表象幻視に類似しているため「表象幻視型夢体験」と呼ぶ。

表２　解離における夢体験

① **表象幻視型夢体験** 夢の中で映画のスクリーンやテレビを観ているように夢を見る。 そこに自分が映っていることもある。
② **離隔型夢体験** 夢中自己像視。夢見自己像視。 夢の中で自分の姿を見たり、夢を見ている自分を見る。
③ **過敏型夢体験** リアルな夢。被追跡夢。墜落夢。被殺害夢。被注察夢。 背後にいるのは誰だかわからないが、それを自分だと感じることもある。

そのスクリーンの中に自分の姿が現れれば、「夢中自己像視（autoscopy in dreaming）」につながる。夢中自己像視とは「夢の中で離れたところから自分自身の姿を見る」という体験であるが、これは解離の構造的理解にとっては重要である[138]。ガベルGabel,S.は夢には解離的側面がみられると言い、たとえば夢の中で自分自身を見るという体験について指摘している[30、146]。われわれの最近の調査では、健常人の約二〇％が夢中自己像視を経験したことがあり、約五％がそれを頻繁に体験していた。それに対して解離性障害では、患者のほとんどがこの体験をしており、約八〇％が月に　回以上の頻度で経験していた。

夢中自己像視は再帰的な自己意識と関連していることは明らかであるが、自己再帰性が「夢を見ている自分」に向けられると、「夢の中で、夢を見ている自分を目の前に見ている」という体験になる。はっきりと視覚化されると、寝ている自分の頭部の周辺に夢の内容が映しだされているのが見えるという体験になる。これを著者は「夢見自己像視（autoscopy of dreaming self）」と呼んでいる。それは夢を見ている自分の近くに映像化される夢と、それを見ている自分の姿ないしはその世界の夢という、水準を異にした夢を同時に並行して見ているという体験である。これは「いくつかの夢を同時並行して見る」という「同時並行夢」に含まれる体験であるが、「同時並行夢」もまた比較的解離に特有のように思われる。

これら夢中自己像視、夢見自己像視などは空間的変容の構造との類似性から「離隔型夢体験」と呼ぶ。

また触覚や味覚など諸感覚をありありと夢の中で感じることがある。覚醒後にも感覚の余韻が残っていたりする。また夢の内容が通常の夢にみられるような荒唐無稽なところが少なく、日常的な内容であることも多い。これらのことから夢が実際に起こったことであるのか、夢の中の出来事なのかについての判断に戸惑ってしまう。そのことについて確信が持てなかったりするため、人に尋ねることもまれではない。このようにありありとした感覚と現実性を帯びた夢を「リアルな夢」と呼んでいる[139]。多くの解離患者は覚醒時よりも夢の方がリアルということが多い。

解離性障害の患者が「誰かに追いかけられる」夢を見る頻度はきわめて高い。週に何度も見ることも稀ではない。なかには自分の影に追いかけられて、影に手でつかまれそうになると報告する者もいる。追い詰められて、結果的に「高い所から落ちる」（墜落夢）とか「空を飛ぶ」（夢中飛行）[122]といった展開になることもある。ハヴロック・エリスEllis, H.H.[22]は、悪霊が現れる恐怖をつねに伴う空中浮遊の夢を報告している。

自分が誰かに殺害される夢もある。そのような場面を自分自身が見たり、さらには自分の葬式の夢を見たりする。またわれわれは通常、夢の中でどこからか「見られている」という体験をすることはほとんどないが、多くの解離の患者はそういった経験があり、「夢の中でどこからか監視されている」と表現をする患者も六〜七割いる。入眠時体験では自分に意識を向ける他者の空間的位置が比較的明瞭であるのに比べて、夢の中ではそれが曖昧であることが多い。このようにリアルな夢、被追跡夢、殺害される夢、被注察夢など、周囲世界の対象がありありと自分の方へと向かってくるように感じられる夢を「過敏型夢体験」と呼ぶ。

その他、解離に多いのは同じ内容を反復する夢、夢の続きを見る夢などがある。さらに「夢の中で夢を見る」体験、つまり「夢から醒めたと思ったら、それもまた夢だった」という夢の入れ子状態（夢中夢）なども解離に多い。この章の末に夢体験チェック用のアンケートを掲載したので参考にされたい。

夢が跡を引いて現実との区別が困難であるとか、夢で見たことが現実に起きるなどといった予知夢、さらには日常生活とまったく同じようなことが夢の中でも起きるなどといった体験も解離ではよくみられるが、原初の意識における出来事の反復性と持続性と関連しているかもしれない。これらは夢の中の体験とは言い難く、夢と現実との関係であるため今回は取り上げない。

入眠時体験と夢体験からみた解離の病態構造

次に具体的例をあげながら、解離における夢や入眠時体験の構造についてまとめてみよう。次の症例の報告は解離の夢を考える際に示唆的である。

症例三八歳　女性　特定不能の解離性障害

夢の中に自分がいる。私はこの夢の中の世界にいるが、夢の中にいることに気づいていない。次の段階にいくと、「これは夢か」みたいな感じで、その夢の世界の外側に自分がいる。その世界に登場していながら、これは夢かなと思っている。自分の姿が見えている。自分が「夢を見ているな」と思う。さらにうしろに引いていくと、夢を見ていると思っていない最初の夢の中の私と夢を見ているとわかっている私の次に、「夢の中で夢を見ているな」と感じている私が現れる。わりと小さいときから夢はそうなっている。

誰かから追いかけられている自分がいるけど、追いかけられている自分を見ている私がいる。近いところから見ている時もあるが、映画のカットを見ている感じがする。びっくりするとか、楽しいとかの感じは見ている方も感じることもあるが、たいていは離れている感じがする。目の前に見える自分に入り込むと感情はあるのは分かる。感情はあってもテレビを観ているようにそれを見ていることもある。

これに類似した夢は解離の患者からしばしば聴くことがあるが、たいていは断片的であり、このように全体像について聴くことができる機会は少ない。前半で語られている夢についてみてみよう。夢の中の自分の状態から、背後に位置する自分が現れるごとに夢は浅くなっていく。逆に言えば、前の世界にいる自分であるほど夢の世界に没入していることになる。ここでは三人の自分が登場しているが，解離ではこのように三人の自分が語られることがしばしばである。

詳しくみてみよう。最初は「夢の中にいる私」がいる。この私は自分が夢を見ていることを知らない。そのうちにその背後にもう一人の私が現れる。その私は「ああ，私は夢を見ている」と気づいている私である。これは夢の世界から距離をとっている私の出現であり，明晰夢の段階である。この私はしだいに最初の「夢の中にいる私」を視覚的に眼前に眺めるようになる。この段階になると夢中自己像視になる。そこにさらに「夢の中にいる私」を見ている私をさらに見ている私がその背後に現れる。これが夢見自己像視である。このように私とそれを見る私の意識が入れ子のように重なっている。いわば水晶玉の中に自分の姿を見る体験が重なっていくのである。覚醒度からすると前方の私であればあるほど夢の世界に没入しており，背後へ行けばいくほど覚醒へと近づいている。

次に後半の被追跡夢を見てみよう。まず追いかけられている自分がいて，その背後から誰かが追いかけている。そしてその光景の全体を自分が見ているのである。この夢も基本的には前半の夢と構造は同じである。追いかけられている自分の背後で追いかけているのは自分の一部と想定される。それは追いかけられる自分より覚醒度が高いことが考えられる。さらにその二人を眺めている自分は夢の中ではさらに覚醒に近い位置にいる。多くの症例が「夢が浅くなって覚醒する前のウトウトした状態で自分の姿が見える」とか「追いかけられる夢で背後からつかまるとびっくりして眼を覚ます」というが，このことからも背後の存在に移行するにつれて夢が浅くなると言える。シェーンハマーSchönhammer, R. は夢中飛行に伴う悪夢について検討し，追跡してくる不気味な他者（ときに自分の分身として現れる）は眠っている私を脅かす覚醒意識の象徴であろうと推測している(122)。

次に入眠時体験について検討してみよう。この場合，周囲は夢空間ではなく身をおいた現実の空間である。ここでも覚醒との関係で重要なのは過敏型と離隔型である。入眠時体験とは覚醒から夢に移行する状況での体験であり，覚醒に夢が混入する体験でもある。このことは覚醒時の解離の空間的変容と共通している。前の私と後の私で言えば，前の私すなわち気配を感じる私は背後の存在よりも覚醒度は高い。つまり離隔において「眼差しとしての私」は「存在者としての私」よりも覚醒度は低く、目の前に幻想を見やすく、夢に引き寄せられているといえる。過敏では、実体的意識性として感じられる背後存在はより夢に近いものとして体験され、それを感じる私は過敏であり、覚醒度が高い。

解離の空間的変容は覚醒度の点で入眠時体験に類似しているが、夢体験とは異なっていると考えられる。つまり入眠時における前の私は背後の私よりも覚醒度は高いが、夢においては逆に前の私は背後の私よりも覚醒度は低い。したがって解離の病態は覚醒を夢の方向へ引き寄せ、夢を覚醒の方向へ引き寄せていると考えられる。入眠時体験において解離の病態はもっとも顕著に現れる。

しかし覚醒度に注目するのではなく一つの世界から別の世界への移行という観点からみると、解離とその夢には共通した構造をみることができる。解離の症候と入眠時体験では、現実世界への所属性がしだいに希薄となり、体外離脱体験にみられるように幻想的世界、すなわち「別のもう一つの世界」への所属性が高まる。解離の夢体験では、夢の世界への所属性はしだいに希薄となり、覚醒へと向かい、現実世界への所属性を高めていく。夢の世界にとって現実世界とは「別のもう一つの世界」とみなすこともできる。

覚醒時の解離における「別のもう一つの世界」とは空想、記憶、夢などによって構成される幻想的表象空間、すなわち白昼夢である。それに対して解離の夢体験では夢という幻想的表象空間から現実世界という「別のもう一つの世界」へ引き寄せられている。つまり覚醒意識であれ夢意識であれ、解離はある世界から「別のもう一つの世界」へと移行させる機能を持つ。このことは解離の患者がどのような世界においても安心していられる大地、居場所、自分を包むものが見つけられないことと関係しているように思われる。

夢体験アンケート　　　　　　　　年齢　　　歳　・女　・男

① 夢の中で夢を見ているということはありますか。
・なし　・年に数回あるかないか　・月に1、2回ある　・それ以上によくある

② 夢の中で離れたところから自分の姿をみることはありますか。
・なし　・年に数回あるかないか　・月に1、2回ある　・それ以上によくある

③ 夢の中で自分が傷つけられたり、殺されたりすることはありますか。
・なし　・年に数回あるかないか　・月に1、2回ある　・それ以上によくある

④ 夢の中で誰かに追いかけられることはありますか。
・なし　・年に数回あるかないか　・月に1、2回ある　・それ以上によくある

⑤ 夢の中でせっぱつまって高いところから飛び降りることがありますか。
・なし　・年に数回あるかないか　・月に1、2回ある　・それ以上によくある

⑥ 夢の中で空を飛んだり、宙に浮いたりすることはありますか。
・なし　・年に数回あるかないか　・月に1、2回ある　・それ以上によくある

⑦ 夢の中で誰かに見られていると感じることはありますか。
・なし　・年に数回あるかないか　・月に1、2回ある　・それ以上によくある

⑧ うとうとしているときに、眠っている自分の姿を見ることはありますか。
・なし　・年に数回あるかないか　・月に1、2回ある　・それ以上によくある

⑨ うとうとしているときに、近くに誰かの気配を感じることはありますか。
・なし　・年に数回あるかないか　・月に1、2回ある　・それ以上によくある

⑩ うとうとしているときに、自分の体がふわりと浮くように感じることがありますか。
・なし　・年に数回あるかないか　・月に1、2回ある　・それ以上によくある

⑪ うとうとしているときに、目の前に映像が見えたり、音が聴こえることがありますか。
・なし　・年に数回あるかないか　・月に1、2回ある　・それ以上によくある

⑫ 触覚や聴覚など、リアルでありありとした感覚の夢をみることがありますか。
・なし　・年に数回あるかないか　・月に1、2回ある　・それ以上によくある

⑬ 同じ夢を反復して見ることがありますか。
・なし　・年に数回あるかないか　・月に1、2回ある　・それ以上によくある

⑭ 夢の中で、夢を見ていると分かっている状態で、夢を見ていることがありますか。
・なし　・年に数回あるかないか　・月に1、2回ある　・それ以上によくある

⑮ 夢から醒めたと思ったら、それもまた夢だったということはありますか。
・なし　・年に数回あるかないか　・月に1、2回ある　・それ以上によくある

⑯ 夢の続きを見ることがありますか。
・なし　・年に数回あるかないか　・月に1、2回ある　・それ以上によくある

⑰ 夢の中でスクリーンに映った映像を見ているように、夢を見ることはありますか。
・なし　・年に数回あるかないか　・月に1、2回ある　・それ以上によくある

⑱ 眠っていて、複数の夢を別々に同時に見ているということはありますか。
・なし　・年に数回あるかないか　・月に1、2回ある　・それ以上によくある

第Ⅲ部　解離性障害と統合失調症

臨床では診断をつけるということは単なるレッテル貼りではなく、患者の経過を大きく左右するため診断については慎重であるべきである。初期統合失調症が解離に類似した症状を持つことはいまだあまり知られていないが、このことはさらに論議される必要がある。私の臨床経験でも解離の患者が統合失調症ないしは初期統合失調症と診断されていたことは多い。アスペルガー症候群についての知識が乏しい時代に、われわれは本来アスペルガー症候群と診断すべきところを統合失調症圏の病態と診断しがちであった。このように解離性障害、初期統合失調症、アスペルガー症候群の三つの病態は症候学的に近接しており、誤診の原因になっているが、そのことが自覚されていることは少ない。

近年、精神病様体験（PLEs; Psychotic-Like Experiences）が、統合失調症など成人期以降にみられる精神病性疾患や社会機能の障害を予測するといわれ、さまざまな早期介入の研究がなされているが、危惧される点もいくつかある。最近の報告では、PLEsが衝動的暴力行為、衝動的自傷行為、ダイエット目的の嘔吐、大麻などの物質乱用、いじめや虐待など多彩な病像と関連していると指摘されている。このことはPLEsが統合失調症のみならず、解離性障害をはじめとして、境界性パーソナリティ障害、物質関連障害などと広く関連していることを示唆しており、精神病の早期介入においても先に述べた診断にまつわる問題は関係してくる。ここでは解離性障害と統合失調症の症候学について検討し、さらに中安の初期統合失調症について検討した。

第1章　解離性障害とシュナイダーの一級症状

はじめに

日常臨床において、解離性障害とりわけ解離性同一性障害は統合失調症としばしば誤診されるが[134]、この傾向は現代においてますます顕著であると思われる。それにはいくつか理由がある。もちろん現代の解離性障害が統合失調症と症候学的に類似していることが大きな要因であることは確かであろう。さらに、統合失調症と一旦診断がつけられると、その診断を修正することはきわめて困難である。ましてや治療者の交代があった場合には、統合失調症の診断はほぼ不動のものとなり、その診断が修正される機会はほとんどなくなる。あえて非精神病性疾患の診断をつけるにはそれなりの根拠が必要とされる。重症の疾患を軽症の疾患へと診断を変更することは、その逆の場合に比べると、きわめて困難である。精神病が疑われる症状が一過性にみられた場合、非精神病性疾患が状況によって一時的に破綻して精神病類似の症状を呈したとみなすより、精神病と診断されることの方が圧倒的に多い。予防的観点からしても、軽症の診断よりも精神病の診断をつける方が安心と余裕を治療者側にもたらす。

実際にこのような判断が有効であることもある。しかし、つねにそうであるとは限らない。精神病症状がみられてもそれを一過性の精神の破綻とみなし、あえて非精神病性疾患と診断すべき症例も厳然と存在する。精神病か非精神病疾患であるかの判断は、それによって治療指針が大きく異なってくるため慎重になされるべきであろう。私自身の経験では、解離性障害の患者の入院を依頼すると、それまで有効であった抗うつ剤をすぐに中止されたり、抗精神病薬を大量に処方されたりして、十分に落ち着かないまま退院となるケースが多い。これらは患者を統合失調症と過剰診断してしまうことに由来する。

ここでは解離性障害と統合失調症の間の症候学的類似性と相違点について、シュナイダーの一級症状を中心に取り上げることによって論じてみたい。

一級症状と解離

一級症状の特異性についてはさまざまな議論があるが、もっとも大きな問題は解離性同一性障害にみられる一級症状をめぐってであろう。クラフト Kluft, R.P.[58]は、三〇人の多重人格者について調査し、一級症状はすべての症例においてみられ、一人あたり平均三・六個みられたと報告している。ロス Ross, C.A. らによれば、いわゆる陽性症状や一級症状は、統合失調症よりも解離性同一性障害においてより広くみられたという[113、115、117]。また彼らは、虐待歴のある統合失調症は虐待歴のない統合失調症よりも一級症状が多かったとも報告している。前者が平均六・三個であったのに対して、後者では平均三・三個であった。さらに、解離体験尺度（Dissociative Experiences Scale, DES）については、前者が平均二一・六であったのに対し、後者では平均八・五であった[115]。性的虐待と陽性症状の関連性は一般人口においても強く認められ、一級症状がみられた群では、みられなかった群の八・一％に対して、四五・七％に虐待が確認されたとする報告もある[116]。

以上のように、一級症状は統合失調症に特異的であるとは言い難く、解離性同一性障害や外傷体験と関連していることが示唆されている。しかし、このような報告結果は長年ヨーロッパの精神医学を学んできたわれわれにとっては、一概には受け入れがたいところがある。はたして統合失調症にみられる一級症状とロスらが解離にみた一級症状は同じであろうかという疑問もある。

一級症状[40、121]とは、対話性幻声（dialogische Stimmen）、行動を解説する幻声（kommentierende Stimmen）、思考化声

（Gedankenlautwerden）、身体的被影響体験（leibliche Beeinflussungserlebnisse）、思考吹入（Gedankeneingebung）、思考奪取（Gedankenentzug）、思考伝播（Gedankenausbreitung）、させられ体験（gemachte Erlebnisse）（意志、感情、欲動領域）、妄想知覚（Wahnwahrnehmung）である。シュナイダーによれば、これらのうち自我・環界の境界の透過性を特徴とする身体的被影響体験、思考吹入、思考奪取、思考伝播、させられ体験（意志、感情、欲動領域）などは自我障害（Ichstörung）とされる。

一級症状のうち身体的被影響体験は、身体幻覚を伴い、それが機械、電波、光線、暗示、催眠などのせいとされる体験であるが、これらが解離の病態でみられることはまずない。妄想知覚も解離性障害ではまずみられない。今日、米国では妄想が拡大解釈される傾向にあるが、そのような妄想は統合失調症でみられる妄想知覚とは指し示すところが異なっている。解離の病態では、「人が怖い」など対人不安を抱え、周囲の人から変な眼で見られるとか、危害を加えられるのではないかといった怯えはみられうるが、周囲の共同体から迫害されているという妄想的確信がみられることはない。

したがって、以下においては一級症状から身体的被影響体験と妄想知覚を除いた残りの症候、つまり幻聴（対話性幻声、行動を解説する幻声、思考化声）、思考過程の障害（思考奪取、思考吹入、思考伝播）、させられ体験について検討することとしたい。

幻　聴

解離性幻聴の特徴[121]は頭の中から聴こえるというのが定説になっているが、必ずしもそうではない。もちろん頭の中から聴こえると訴える症例は多いが、外部空間、すなわち頭の周辺や耳元、背後空間から聴こえるということもしばしばである。声が聴こえる時に背後を振り向く人も多い。これは解離性障害に比較的特有ともいえる幻聴であるが、気配過敏症状[141]との関連性が示唆される。解離性幻聴は知覚的に明瞭であることが多いが、囁くようであったり、もごもご何を言っているのか判然としなかったりすることも実際には多い。

第三者同士で喋っているという対話性幻聴は、解離性同一性障害では比較的ありふれた幻聴である。たいてい頭の内部で聴こえ、交代人格同士が話していると解釈される。いろんな人がざわざわと話しているようで「頭の中が騒がしい」という訴えはよく聞かれる。直接患者に言ってくる幻聴としては「死んでしまえ」とか「手首を切れ」、「生きていてもしようがない」など死や自殺を促す幻聴であったり、「頭が悪い」とか「お前は駄目だ」など患者を中傷する内容であったりする。ときに「こっちへおいで」とか「楽になるよ」など、死の世界へ誘うような声が聴こえてくることもある。内容的には、自責的で自己評価の低い患者自身の気分との連続性がみられる。そのため幻聴の意図するところは患者には分かっていることが多く、自我親和的である。幻聴の主体については「誰なのかわからない」ということもあるが、患者自身が性別、おおかたの年齢、性格などについてイメージできることが多い。このような場合には交代人格が背後に存在することが多い。

統合失調症の幻聴では今まさに自分がしている行動や思考と幻声が関連している。本を読もうかなと思うと、急に声が聴こえるので「タイミングが良すぎる」などと言う。「きこえる内容のように考えさせられてしまう」などと訴える。自分の意志や行動の始まりをすでに他者にさとられたり、他者に先行されていたりするため、自我障害との結びつきを感じさせる。このような特徴は思考化声でもみられ、そこには「考えようとした時には、すでにそれが声として聴こえていた」など安永のいう「事後性」、すなわち「既にそうだった」という構造[168]がみられる。これらは統合失調症に特有の時間的構造である。

以上のような時間的構造は解離性幻聴ではまずみられることはない。「考えていることが声になって聴こえることがありますか?」といった質問に対して、解離性障害の患者の多くは肯定するであろう。しかし、そこには統合失調症性の構造はみられない。

以上のことと関連するが、統合失調症の幻聴は唐突に自分の動きと関連して聴こえ、感情との連続性は認められず、自我異和的である。感覚的には断片的に聴こえ、幻聴の主体の意図を把握することが困難であるが、そこに重要な意味が隠されているようにしか考えられない。また自分の行動について意味もなく細かく解説してくる声が聴こえたり、実際に独語がみられたりするのは統合失調症に多い。

思考過程の障害

ここでいう思考過程の障害とは、主に思考奪取、思考吹入、思考伝播を指す。「他者が自分の考えを抜き取る」とか「他者の考えが自分に吹き入れられる」とか「他者に自分の思考内容が分かられてしまう」などと表現される体験である。これらは他者が自分の思考内容に直接関与しているという意識であり、自我障害に含められる。他者の圧倒的な力（Macht）によって思考の遂行意識（Vollzugsbewußtsein）や自己所属性（Meinhaftigkeit）[121]が影響を受けることであり、その意味でさせられ体験と密接な関連がある。

「誰か他人の考えが入ってくるようなことがありますか」などといった簡単な質問では、解離性障害の患者は「あります」と答えることがしばしばである。統合失調症ではそこに他者からの強制感、抵抗不能性、させられ性などが特徴的にみられるが、解離ではそのようなことはなく、自分の考えが他者の考えと区別がつかないといった体験が多い。このような体験を「他人の考えが入ってくる」と表現することがある。後で振り返ると「どうしてそんなふうに考えたのか分からない」というように、いわば夢を見ていたかのように体験を振り返る。統合失調症ではその時のことを振り返っても病識はなく、真に〝覚めた〟立場から自らの体験を捉えることができない。

思考伝播についても鑑別は容易ではない。解離では他者に対する怯えがあって、「自分の考えが周りに知られている」と感じることが多い。自分の恥や失敗が洩れてしまい、周囲から「変な奴」「ダメな人間」などと思われることに怯えている。自分の考えや行動が家族や友人に知られていると思い、監視カメラや盗聴器があるのではないかと勘繰ったりもする。それが確信に近いこともあるが、あくまで「そういった感じがする」といった思いの延長であることが圧倒的に多い。統合失調症のように第三者の大勢の人に自分の考えやプライベートが〝すでに〟筒抜けになってしまっていると確信することはない。ましてやそのような体験の背後に「無名の他者」が隠れていると訴えることもない。

解離では次のような症例も存在する。「私が考えていることは周りに知られている。読み取られていると思う。第三者に読み取られている。盗聴器や監視カメラを感じることも多い。些細なことでも周りが知っていて、それで中傷されている。周りがそのことであざ笑っている。こういうことは昔からあった。仕事上の些細なミスも電車の皆が知ってい て、見下されている。その時はそういうふうに思ってしまい、周りが知っているわけがないとは思えない。」このように感じることがあっても、それに基づいて行動することはまったくないし、これが被害妄想へと発展することもない。この症例は解離性同一性障害と診断された三〇歳の女性である。服薬はしていないが、社会適応にはほぼ問題はない状態が続いている。

この他にも数人このような典型的ともいえる思考伝播を訴える解離性障害の患者を私は経験している。このような解離症例では物質乱用の影響も考慮されねばならないだろう。行動化や妄想には発展しないにせよ、思考伝播が現に一部の解離性障害の患者においてもみられることには注意すべきである。

させられ体験

シュナイダー[121]は統合失調症の診断において自我障害を重視していたことは有名である。現代の日本の精神科医も、させられ体験などの自我障害があれば、統合失調症と診断することにためらいはないであろう。しかしクラフト[58]は、多重人格性障害では感情、衝動、行為などのさせられ体験はありふれた症候であると述べている。ラディスLaddis, A.[65]らも、解離性同一性障害のさせられ体験は統合失調症の活動期よりもありふれてみられる症候であると報告している。

させられ体験を「自分の行動、意志、感情、欲動などについて、他者にさせられたと感じる体験」と広く取れば、このような体験は解離性障害でもみられることは確かである。具体的に症例をみてみよう。

「自分が斜め後からありえないほど客観的に見ている。実際に行動しているのは自分じゃない。変なキャラクターがいて、その人たちがやっている。自分が辛いと感じていなくても、辛いと思っている女の子がいたりするとそうなっちゃう。一瞬で自分を支配している人格が切り替わる。足が勝手に動いて、走っちゃう。自分自身は何でこの人、走っているんだろうと思ってみている。」（二五歳、女性、解離性同一性障害）

「買い物をしていても、欲しくないのに買わないとだめだという気持ちになる。誰の意志かわからない。買いたくないので買わずにいると呼吸困難になる。買うとそれがおさまる。ケチャップが家に三本あるのに、さらに買ってしまう。本屋では、自分でも読みたくないのに六法全書を読まされる。嫌だなと思っているのにそれをコントロールすることができない。」（四二歳、男性、解離性同一性障害）

「自分のじゃない気持ちや考えがいつも体の中にいる。自分の意志に反してその人が行動をする。外にいる人が自分の中に入ってくることもある。子どもが入ってくる。外見もわかる。私の手足を使って行動をする。冷静な自分がいるけど、それに抵抗できない。周りに噛みついたり、いろんなことをしたりする。私はうしろに下がって冷静に見ている。自分の全身が見える。以前はその子が部屋の隅に立っているのが見えていた。それが入ってくるようになった。」（四三歳、女性、解離性同一性障害）

これらの体験で共通しているのは、交代人格あるいはそれに支配されている体を持った「前方の自分」と、その行動を背後から冷静に離れたところから見ている「後方の自分」がみられることである。このような体験構造は統合失調症のそれとはまったく異なっている。背後から見ている私が眠っていたり、希薄な意識状態である場合には、「知らぬ間に不本意なことをしている」という解離によくみられる健忘が生じ、それを「させられた」と感じたりすることもある。「無意識のうちに声に出しているのではないか」とか「誰かにひどいことをしてしまうのではないか」という自己漏洩的ないしは加害的怯えが生じるのもこのような体験を背景としている。

ところで解離性の「させられ体験」は心因性憑依と類似しており、何らかの存在に取り憑かれたり、行動などをさせられたりしているとと体験するが、このような「させられ体験」は次のように不全型から完全型までさまざまである。

不全型の場合には、活動している自分が「何らかの存在」（たいていは交代人格）の影響を受けており、何かを「してしまう」という漠然とした意識が生じる。たとえそれが「何らかの存在」によって「させられている」と表現されるにしても、統合失調症の「させられ体験」とは異なり、実際には自動的に体が動いてしまい、そのような自分をどこから漠然と見ている私がいると感じている。さらに進むと「見ている」私は背後へと離隔する。背後へと離隔した私に対して「何らかの存在」はより前方に出て、私の体を所有し、私に憑依する。より精確に表現すると、離隔した背後の私に対して、前方の私が幻想的世界と同一性に没入する。これが交代人格の出現である。たいていの場合、〝闇から光〟、〝眠りからの覚醒〟などの比喩的表現が好んで使われる。

さらに進んで完全型になると、背後にいる私の意識は現実世界から離れて関係が切れ、それによって眠りに入る。交代人格は完全に私の体を占有し行動することになる。眠っていた私がふたたび覚醒した時には健忘が残る。そこではすでに「させられる」という意識はなく、「させられた」と意識するのみである。このように、交代人格は眠りから覚醒へ向かうとともに、本来の私の意識は覚醒から眠りへと向かう。まさに覚醒と眠りの舞台において人格が交代劇を演じるのである。

解離性させられ体験では、その不全型から完全型まで一貫して取り憑かれた私は眼差す私の眼の前にある。何ものかに憑依され行動する私は、背後へ離隔した冷静な私の眼差しの前方にある。交代人格に支配された私の行動が記憶に残ろうと、残るまいと構造的には同じであり、その像は私の前方にあることには変わりない。眼差しを向ける私の意識の背後に、統合失調症にみられるような「行動や意思の起源としての他者」はいない。

解離とは異なり、統合失調症性させられ体験ではつねに私の背後に他者がいる。他者は私のさらに背後、根源、起源へと先行している。私はつねに他者によって先回りされており、私は他者によって構成された他者の部分（＝傀儡）であるという構造をもつ。すでに指摘したように、安永は独自の理論から統合失調症における時間性性格を「思ったよりもさきだった＝すでにそうだった」、すなわち「事後性」の体験として捉えている[168]。このことはパクーンの逆転を意味しており、「過去にのみこまれてしか存在しない未来」、「決定論のための目的論」などと表現される。木村[56]もまた自我障害を「自分が行為面あるいは思考面でしようとしていることが、他者によって、つまり自分に属していない自発的意図のはたらきで、すでに先取りされているという体験」として捉えている。このような「他者の先行性」の構造はさせられ体験や思考伝播（「自分の考えようとしたことを、他人がすでに考えている」）においてもみられる。このように他者の先行性や時間における事後性などはきわめて統合失調症に特異的構造であるといえよう。鑑別にあたっては単に患者が訴える言葉に惑わされることなく、その体験全体を構造的に把握する必要がある。

一級症状の特異性

問題はシュナイダーの一級症状をどのように定義するかにかかっている。すでに指摘したように統合失調症にはそれ特有の一級症状の構造が推定される。しかし、だからといって解離性障害には一級症状はないと言い切ることもできない。むしろ統合失調症よりも広くみられるという欧米の報告も多い。このことにわれわれは謙虚に耳を傾ける必要がある。統合失調症にみられる一級症状の特異的構造について共通認識がみられない現状では、一級症状の重要性を認めながらも、それを広くとる方がいいであろう。このことによって解離性障害でも多くの一級症状がみられることに注意が喚起され、それによって解離の病態を統合失調症と誤診することを防ぐことも容易になるであろう。

このことは解離性障害のみならず気分障害においてもあてはまる。シュナイダーの一級症状の疾患特異性については針間らの周到な総説[36]がある。ただし、そこでは気分障害にみられる一級症状は取り上げられてはいるが、解離性障害にみられる一級症状についてはふれられていない。

多くの精神科医は統合失調症を一級症状やそれに含まれる自我障害によって診断する。一級症状や自我障害は統合失調症に特有であり、疾病特異的であると考えられている。しかし、はたしてそうであろうか。それらは単なる症候の集まりであるにすぎない。個々の症状をリストアップしただけでは診断は困難であるし、そこには言語的な限界も絡んでいる。鑑別診断にあたっては、単に「誰かにさせられる」とか「考えを知られている」という表面的な質問ではなく、それらの症候の構造に眼を向けることが不可欠である。

このように個々の症候の構造とともに、病像の全体を捉えることも不可欠である。日常臨床でわれわれは一級症状などの部分的情報を参考にしながら、患者の行動、思考、知覚など全体像を勘案して、統合失調症と診断するのが通常である。たとえば、会話の支離滅裂さ、強引で奇妙な関係付け、根拠が希薄な妄想的確信、妄想に基づいた奇妙な行動、偶然の事象に対する必然性の解釈などである。診断にあたってはこれらの症候を一級症状よりも重視していることもあろう。診断において把握すべきことは、個々の症候ではなくそれらの組み合わせであり、病態の構造とともに病気の全体像である。

われわれは、シュナイダーの意図から離れて、一級症状をいったん統合失調症という診断から切り離す必要があるのではないだろうか。そしてあらためて一級症状の、疾患による構造的差異について記述する必要があるだろう。このような現況を考慮すると、現代においてもっともわれわれが参照すべきは一級症状でも自我障害などの症候でもなく、統合失調症におけるパターン逆転、ファントム空間論（安永浩[168]）であろうと私は思う。詳しくは原著にあたっていただきたい。今から半世紀も前に発表された安永の「分裂病の基本障害[168]」という論文は今もなおその価値を失っていない。

おわりに

残された問題はいくつかある。解離性障害と統合失調症は中間形態を欠いたまったく異なった疾患単位であるのか、あるいは中間形態が存在する連続性を持ったスペクトラムを成しているのだろうか。ロスは後者の立場に立ってdissociative subtype of schizophrenia という分類を主張している[114]。おおかたの臨床では、解離性障害と統合失調症は鑑別が可能であるが、中にはどちらにも判断できない症例も存在する。安易にどちらかに診断するのではなく、全体像を把握しながら経過を追い、偏りがない柔軟な対応が不可欠であろう。現段階でわれわれにできることは、シュナイダーの言葉を借りれば[121]、鑑別診断ではなく鑑別類型学にとどまっているのである。

最後に解離における一級症状の把握における注意点を挙げておこう。解離性障害では体験が人格によって大きく異なっていることがある。ある人格がきわめて統合失調症に典型的な一級症状を呈していても、別の人格はそのような体験の一切を欠くということがある。したがって一人の人格に一級症状がみられたからといって、他の人格でも同様にみられるわけではない。特定の人格が統合失調症の症候について詳しく知っていることもある。

また解離症状が目立つ状態と一級症状が目立つ状態が交代することがある。つまりフラッシュバック、過呼吸、意識消失、幻視など解離症状がみられた状態像が、幻聴、思考奪取、思考伝播、させられ体験などの典型的な一級症状がみられる状態像へと移行すると、解離症状がほとんどみられなくなる症例がある。これについては解離症状（意識障害）が統合失調症の病態を見えにくくする可能性について論じた安永の報告が興味深い[168]。

第2章　初期統合失調症（中安）は統合失調症の初期段階か

問題の所在

中安が提唱する初期統合失調症という臨床単位は、症状記述と精神病理学的検討における主張の明確さと精緻さにおいて近年ではまれにみる成果であり、その症候論に限らず、経過論、成因論なども多くの示唆を与えてくれる。しかし、初期統合失調症と診断される病態がはたして統合失調症が顕在発症する以前の初期段階であるかという点についてはさらに詳細な検討が必要であると思われる。近年、この点についてじゅうぶんな議論がなされぬまま統合失調症あるいは初期統合失調症との診断がなされ、それに基づいての研究発表が散見されることも本論文の動機となっている。

まず初期統合失調症の概要について振り返っておこう。中安は初期統合失調症について次のように述べている。(94)

初期分裂病とは、「初期─極期─後遺期と進展する特異なシューブを反復する慢性脳疾患」という急性・再発型 acute-recurrent type（従来分類に従えば緊張型や妄想型であり、潜勢性・進行型 insidious-progressive type である破瓜型は除く）の分裂病の定義を前提として「初回シューブの初期」と規定されるものであり、いうならば一つの病期型であるが、①極期ないし後遺期の症状と初期症状との間には明確な症状学的差異がある、②極期には病識は失われるが、初期には病識が保たれている、③極期症状に対しては有効なドーパミン受容体遮断剤、少なくとも chlorpromazine や haloperidol などの代表的な抗精神病薬が初期症状には無効である。④初期から極期への移行には段階的飛躍を要し、両者の間には障壁がある、という四点の臨床的特徴パターンからは一つの臨床単位 clinical entity（疾患単位 disease entity としてはあくまでも分裂病に属する）として取り扱われるべきものである。

ここではさしあたって二つの問題点について取り上げたい。これらはともに、中安によって初期症状とされるものがはたして統合失調症の発病初期の症状であるか否か、という基本的な問いに関するものである。

まず第一の問題は初期症状の特異性についてである。初期統合失調症の診断はその「特異的四主徴」によってなされる。これは自生体験、気付き亢進、漠とした被注察感、緊迫困惑気分の四つであり、下位症状は一〇種を数える。これらは「統合失調症に特異的 specific ないしは疾病特徴的な pathognomonic 初期症状」であるとされ、それらの統合失調症特異性は中安の提唱する統合失調症の病理発生仮説によって精神病理学的にほぼ保証されているという。さらに中安らはこれら特異的四主徴に加えて新たに二〇種を提示しているが、「それらの統合失調症特異性は十分に保証されたものではなく、また他の疾患にも往々認められるものもあるとはいえ、なお初期統合失調症症状である可能性が高い」としている。

まず問題となるのはそれら特異的四主徴がはたして統合失調症の初期段階として特異的であるか否かという点にある。現時点では中安の初期症状を呈する症例が統合失調症の初期段階である、という共通認識はわが国の精神科医の間でじゅうぶんに得られているとは言い難い。

実際に、多くの解離性障害の患者に中安のいう初期症状に該当する症状が少なからずみられることは事実である[130、132]。解離性障害に比較的多く見られる初期症状には、自生思考、自生視覚表象、自生記憶想起、自生内言ないし思考化声、自生空想表象、漠とした被注察感ないし実体的意識性、聴覚の強度増大ないし質的変容、要素幻聴、呼名幻声、自生音楽表象、視覚の強度増大ないし質的変容、要素幻視、非実在と判断される複雑幻視ないし会話幻聴、皮膚異常感覚、身体動揺・浮遊感、体感異常、二重心ないし二重身、体外離脱体験、離人症、現実感喪失、即時理解ないし即時判断の障害、即時記憶の障害、心的空白体験、アンヘドニア、面前他者に関する注察・被害念慮など二〇種の初期症状のうち実に二五種が挙げられる。聴覚性、視覚性、固有感覚性の気付き亢進、緊迫困惑気分などは解離において比較的少ないように思われるが、決してみられないわけではない。仮に中安自身が統合失調症の初期状態の特異性を的確に把握することができたとしても、その特異性が十分に初期症状の定義の記載に反映されておらず、結果的に中安の意図に反して、初期統合失調症の診断が過剰に拡大化する危惧がある。

第二の問題は、初期統合失調症論において、統合失調症は緊張型や妄想型を前提としており、そこから破瓜型は除かれていることに関係している。破瓜型は妄想型や緊張型とは違って陰性症状を主とするがゆえに、明確な陽性症状を重視する中安の初期統合失調症論からは外されている。中安の統合失調症の症状系統樹でも最終発展形態として「緊張病症候群」があげられており、そこには破瓜型についての論及はない。ならば初期統合失調症という言葉は適切ではなく、本来は「緊張病症候群の初期状態」と称すべきであろう。

緊張病症候群がはたして統合失調症であるかについてはこれまで多くの論議がなされており、統合失調症のみならず非定型精神病や気分障害、解離性障害、アスペルガー症候群の精神病様状態などさまざまな病態がそこには含まれうる。したがって初期症状を呈していた症例が緊張病状態に至ったとしても、それが統合失調症によるものであるかについては疑問が残る。中安は極期症状として幻声、妄想知覚、自我障害、緊張病症候群をあげている。しかし、妄想知覚や自我障害はまだしも、幻声の出現によって統合失調症の顕在発症＝極期への移行とすることについては議論の余地がある。いずれにせよ緊張病症候群をモデルとする統合失調症の理論構成については慎重な態度が要請されるであろう。

このように問題は、中安の言う初期症状が確認されたとしても、はたしてその状態が統合失調症の初期段階であるか否かにかかっている。ここでは自生思考、顕在発症例、成因論を中心に初期症状としての妥当性について論議したい。

自生思考

中安の言う自生体験とは、思考、内言語、記憶想起、視覚表象、空想表象などが「勝手に出てくる」とか「自然に頭に浮かぶ」という体験であり、診断に有用な高頻度初期症状として重視されている[94]。ここではその代表的症状として自生思考 autochthones Denken を取り上げる。中安の自生思考についての定義と陳述例をあらためてみてみよう[94]。

定義：とりとめのない種々の雑念が連続的に勝手に浮かんでくる。あるいは考えが勝手に次々と延長・分岐して発展すると体験されるもので、何らかの葛藤状況にある人がある特定の観念に関して堂々めぐりのごとく思い悩むのとは異なる。患者は浮かんでくる考えの内容を答えられることもあり、また答えられないこともある。この体験は自然に生じてくる場合のほかに、たとえば何かを見た際とか本を読んでいる際に、それが刺激となって生じる場合もある。これらが常態化した場合には、本来の自己とは異なる「もう一人の自分」を感知することにもなる。

陳述例：自分で意識して考えていることと無関係な考えが、急に発作的にどんどんと押し寄せてくる。頭の中がごちゃまぜとなってまとまらなくなる。長くて一〇分、短くても二～三分は続く。

中安は「自己能動感」と「自己所属感」を区別し、初期統合失調症の診断に際しては「自己能動感」の障害としての自生性に注目した。中安が言う「自己能動感」とは、「ある営為を自己が自己の意思にて行っているという感じ」であり、営為の意図的ないしは随意的感覚をいう[79]。その失われ方は症状の進展につれて自動性→第二自己能動性→自己被動性→他者能動性と変化する[82]。「自己所属感」とは「営為の結果もたらされる内容が自己のものであるという感じ」であり、また内容が「自分から発したものである」という感じである[79]。その失われ方には自他共属性→他者専属性というように、「自己能動感」と同じく「他者」が順次現れるという方向性がみられる[82]。

ここで注意すべきことは、営為の内容が「自分から発したものである」という自己起源の感覚は「自己所属感」に含まれているため、「自己能動感」はたんに自分が意図してあるいは随意に営為を行っているという自己制御感のことを意味している点である。私自身の言葉で整理すると、中安の「自己能動感」とは営為に対する自己制御感のことであり、「自己所属感」とは営為内容の自己帰属感とともに自己起源感を意味している。

近年、神経科学の領域で自己認識における sense of agency や sense of ownership に関心が寄せられている[31]。統合失調症において障害を被っているとされる sense of agency とは運動、思考、行動において自己が原因、起源となってそれを開始したり、実行したり、制御したりしているという感覚である。それに対して sense of ownership とは運動、思考、行動を自分が主体（subject）として経験しているという感覚である。これは経験がなされる場が私に属しているという感覚のことであり、統合失調症ではその障害がみられないといわれる。これらの主張の妥当性についてここでは論議しないが、sense of agency は自己起源感、自己制御感に相当し、sense of ownership は自己帰属感を指しているものと思われる。つまり中安は、sense of agency の中でも自己制御感の障害のみを自生思考において取り出し、自己起源感は重視していない。

自生思考と似た言葉にウェルニッケ Wernicke, C. の自生観念（autochthone Ideen）がある[162]。これは自分にとって馴染みがなく、自分に所属していないように感じる考えである。考えがいつものような連想の仕方では浮かんでこず、そのためやむにやまれず注意が自生観念に向けられてしまい、それが主体にとって煩わしく侵入的に感じられる。この思考は（他者によって）させされ、吹き込まれ、引き抜かれることがある。このようにみるとウェルニッケの自生観念は自己制御感、自己起源感、自己帰属感のすべての障害を含んでおり、中安の自生思考とは名前は似ているが、より病的で広範囲の症候である。

ヤスパース Jaspers, K. は自我意識（Ichbewusstsein）を自我の能動性、自我の単一性、自我の同一性、外界に対立する自我の意識の四つの形式標識に分類した[48]。自我の能動性（Aktivität des Ich）とはあらゆる心的生活の際に体験されるところの比較しがたい根源的な能動性である。知覚、身体感覚、追想、表象、想念、感情などにみられる「私が行っている」、「私のもの」という独特の色調を人格化（Personalization）と呼ぶ。これらの精神的要素が「私のものでない」、「私には疎遠である」、「自動的である」、「ひとりでに起る」、「どこか他のところから行われる」などという意識とともに現れると人格感喪失（離人現象 Depersonalisationserscheinugen）と呼ばれる。このように Personalization の障害としての Depersonalization は離人症状から作為体験まで広い病理を含む概念である。つまりヤスパースのいう自我の能動性の障害は広い範囲の症候にみられる。

シュナイダー Schneider, K. は[121]「感情体験や一部の思考体験については、能動性を論ずることがおそらくできない」と主張し、ヤスパースの能動性を自己所属性（Meinhaftigkeit）という言葉で言い換え、それが他者によって障害される場合にのみ統合失調症として把握可能であるとした。シュナイダーは統合失調症の診断に際して自己帰属感を重視していることがわかる。

このようにいずれの論者も統合失調症の診断においては自己制御感のみで統合失調症と診断することはない。したがって「自己能動感」がみられず「自己所属感」が保たれているという自生思考の統合失調症の初期症状としての妥当性が検討されなければならない。

クレランボーの精神自動症（automatisme mental）とはあらゆる精神病状態の基底ないしは核となる症候群である。精神病状態の初期に現れ、妄想はそれに対して二次的に発展するという。精神自動症は、中安の初期症状のみならずシュナイダーの一級症状までを包含した広範囲の症候概念である。なかでも小精神自動症（petit automatisme mental）である純粋観念性現象（マンティスム）などは中安の自生思考に相当するが、マンティスム自体は元来、統合失調症に特異的といわれているわけではない。精神自動症を呈するのは、慢性幻覚性妄想病をはじめとして、アルコールなどの中毒性精神病、脳炎などの感染症、内分泌性疾患といった器質性・症状性精神病、さらには躁病などでもみられるとされており、必ずしも統合失調症に限定されているわけではない。

中安は意識下・自動的精神機能を示す例としてひらめき・思いつき、入眠期体験、自動筆記などの体験をあげながら、それらにおいては「自己能動感が希薄、もしくは存在しない」のであり、あくまで自動化の段階にとどまり、決して被動化の段階には至っていないことから、「正常者における統合失調症体験」とは称しえても、それらはあくまでも初期統合失調症性体験のアナローグであるとする[80]。

中安は、入眠期体験と自生思考はともに意識下・自動的精神機能の一部である背景思考が意識化したものであり、正常者と統合失調症者を区分けしているのは覚醒度の違いだけであって、この意識化の閾値の差異にすぎないと言う。「患者においては昼間の十分に覚醒した状態においても、それが生じてくることが異常なのである」と述べ、これらは体験として区別することは困難であると述べている[80]。

入眠期体験や自動筆記などは従来、意識変容や解離、ヒステリーなどとの関連が指摘されてきたことを考えると、初期統合失調症の症候学がこれらの病態との鑑別において曖昧なまま構築されているようにみえる。

解離性障害によくみられる体験として思考促迫（Gedankendrängen）がある[110]。これは想念や表象像が次から次へと湧き出ては消えていき、意識的に制御することができない体験である。自己所属性は保たれ、内容は一定の主題を持たず、断片的で多様であることが特徴である。中安は思考促迫や強迫観念では「自己能動感」や「自己所属感」は保たれているが[83]、自生思考では「自己能動感」は認められないが「自己所属感」は保たれているという。はたしてそうであろうか。

以下は解離性同一性障害と診断された二三歳の女性にみられた思考促迫である。

考えがまとまらない。集中できなくなると頭の中がごちゃごちゃしてくる。たくさんの考えが一度に押し寄せてくる。それは三〇分くらい続く。ひどいときには一日中続く。いろんな人間が一度に頭のなかで考えている。たくさん人がいてザワザワしている感じがする。いろんな思考が頭に湧き出て止まらない。人の会話と自分の会話が区別つかなくなることがある。止めなくてはいけないと思っても止まらない。泣き出したい、大声をだしたくなる。いらいらして頭の中がいろんな物で一杯になる。気が狂いそう。頭の中が膨れる感じがしておかしくなる。そんなときにふっと眠くなって五分後に眼が醒めたあとには楽になっている。

この思考促迫と中安の自生思考は区別することができるであろうか。中安は思考促迫においては営為に対する「自己能動感」が保たれているが、自生思考ではそれが「希薄」程度ではなく、「全くない」と表現しているが、少なくとも中安らが提示している自生思考の記載からは区別は困難である。そもそも思考促迫とは「想念や表象像が次から次へと湧き出ては消えていき、意識的に制御することができない体験」であり、思考における自己制御感の障害であることは明らかであって、自生思考と区別が困難であるのは当然である。診断に際しては、他の初期症状の確認によって自生思考と同定されるものと推察されるが、他の初期症状もまた多く解離にみられることから、自生思考によって統合失調症と診断することは困難であると言わねばならない。

中井久夫は、思路の無限延長・無限分岐、遠近の逆転を伴った聴覚過敏、過去や未来の表象の接近などとともに、聴空間化された「頭の中のさわがしさ」などが統合失調症の臨床的発病に前駆する「いつわりの静穏期」にみられることを指摘した。中安は、中井のいう「思路の無限延長、無限分岐、彷徨」と自生思考が同じ体験であるとしているが、中井自身はこのような症候が解離の病態においてもみられることを認めているようにみえる(76)。

このようにみると、「頭がさわがしい」とか「頭がうるさい」と訴える非統合失調症患者が安易に統合失調症ないしは初期統合失調症と診断される可能性は高いと言わねばならない。自生思考の報告の多くは雑念や想像がまとまりなく頭の中に浮かぶ体験として記載されているが、臨床的にはこれのみで統合失調症と診断することは危険であり、その他の症状を考慮してはじめて診断するべきである。

次に統合失調症にみられた自生思考の具体例をあげてみよう。

嫌なことばかりが頭の中にフラッシュバックする。人の名前や性器の名前がぐるぐると連呼される。映像や言葉が浮かぶ。まったく関係のない人の名前がポンポン出てくる。会った人の名前がその後に観たテレビドラマの中の名前と同じだったりして、どういうわけか偶然が重なる。言葉のタイミングがポッと入ってくる。鼻をかみたいと思うと周りの人がチリ紙をだす。テレビドラマで音楽をやっている人が自分のソファと同じ製品を使用していたのでギョッとした。あまりにも偶然が続くから、単なる偶然とは思えなかった。「ざまあみろ」とか「死ね」とか聴こえて、「アレ?」とか「何それ」と思う。自分の考えが聴こえるというのではなく、それが異質な感じで入ってくる。（三〇歳　男性　統合失調症）

この統合失調症の症例は社会生活上も適応しており、接触性も良好である。しかしこの陳述だけでもわれわれは統合失調症とほぼ診断できる。ここには異質性、奇妙さがみられ、自らの思考や世界の流れの連続性に亀裂が入り、思考が不意打ちのように断たれているさまがわかる。また偶然性やタイミングなどについての言葉には思考伝播や妄想へと発展する萌芽が窺える。一般的に統合失調症性では、非我・他者による束縛性、強制性、作為性などが認められる。思考、表象、外界は意味のあるまとまりを欠き、断片化する。その一方でどこか妄想的ともいえる関連付けがみられる。断片化した声、思考、表象の背後に異質な隠された他性を感じ取り、それに強くこだわり続ける。解離の病態ではこのような妄想的関連付けや他性などに対するこだわりはほとんど認められないといってよい。

自生思考と同様に「自己能動感」はないが「自己所属感」が保たれている症候として中安が挙げているのは考想化声、自生内言、第二自己思考などである[79]。自生内言や第二自己思考は統合失調症に特異的であるとは言い難いため、ここではシュナイダーの一級症状の一つである考想化声について取り上げてみよう。

考想化声（Gedankenlautwerden）とは、一般的に、自分が考えた内容が反響して聴こえてくる体験とされているが、そもそもlautという形容詞は「声に出して」「聞こえる」とともに「公然の」という意味を持っており、laut werdenという言葉には「知られる」とか「漏れる」「表明される」という意味を含んでいる。考想化声がたんに自分の思考内容がそのまま声となって聴こえる体験のみを意味しているのなら、このような体験は解離の病態でも多くみられ、統合失調症に特異的と考えることはできない。しかし、ここに他者に自分の考えが声となって知られてしまうという要素がみられれば、統合失調症にかなり特異的であると考えられる。

自我障害と言われてきた症状や一級症状の多くは、幻覚とも妄想とも判断することは難しく、「幻覚的かつ妄想的」

とでもいうような体験である。考想化声も当初から幻覚性と妄想性を含んだ概念としてあり[110]、幻覚性の要素のみがみられる場合には統合失調症としての特異性は弱まるものと考えられる。このこととも関連するが、中安は「背景思考の聴覚化」の系列の中に幻聴のみならず、作為思考、考想化声、思考吹入、考想伝播など自我障害の一部を位置づけているが、これらの症状を背景思考の聴覚化、すなわち幻覚化として理解することには無理がある。主たる精神症状が幻覚のみ、あるいは妄想のみである場合には、統合失調症の診断は慎重になされる必要がある。

解離性の幻聴で多いのは単に自分の考えが誰かの声として聴こえてくるという形式である。そこには知られるはずのない自分の思考内容がどういうわけか他者の声として聴こえるという唐突な不意打ちはない。解離において他者はあたかも自己であるかのようであり、その他者にこだわるということは少ない。統合失調症では他者と自己は明瞭に区別されており、その上で自己は他者に圧倒され、先行されているという矛盾的構造がある[168]。中安の考察は全般的に「自・他」の空間的理解に偏りがちであり、「先・後」といった時間的構造が抜け落ちているように思える。

これまでの結論としていえることは、「自生性」、すなわち「自己能動感」の障害のみによって統合失調症の初期症候とみなすことは困難であり、診断的有用性に乏しいということである。あえてその特異性を主張するならば、「自生性」ないしは自生思考についてのより精錬した症候学的定義があらたに必要となるであろう。診断に際しては、唐突で圧倒的な他者性の出現やパターンの逆転がみられなければ統合失調症の診断は控えるべきであり、あくまで統合失調症の疑いないしは暫定診断にとどめるべきであろう。

顕在発症例

顕在発症した症例の経験から初期統合失調症の研究は開始されたが、はたして中安のいう初期症状が特異的に統合失調症を予見しているか否かについては詳細に検討する価値がある。『初期分裂病』という著作には、顕在発症した初期統合失調症の三症例の経過が比較的詳細に報告されており、次にそれらの症例について詳細に検討してみよう。

まず関[125]による、「初期から極期への移行を観察しえた症例」として報告された初診時一八歳の男性症例をみてみよう。この症例の患者は高校二年生の一〇月頃から、誘因なく色々なことがふっと頭に浮かんできてしまうようになったという。その後、勉強に集中できない状態が持続し、高校三年になって成績が急激に低下したために受診した。初診時に初期統合失調症と診断されたが、その約六週間後には顕在発症したとされる。

顕在発症以前において多彩な症状が記載されているが、そこには「初期分裂病症状以外の症状」もみられる。初診後一週間の頃には、テレビの幽霊役の人に対する奇妙な関連付けがみられている。患者は「テレビで霊の話をやっていて、幽霊の役をやっている人がお茶を飲んでいて、自分でもちょうどその時コーヒーが飲みたくなって、それが幽霊の役の人が飲みたくなったからかなと思って、いやで。それでコーヒーが飲めなくなった」と述べている。またその一週間後には「大切なこととか重要なことを考えていたりすると、偶然におならが出そうになって、それが気になる」ことがあったと述べ、それに対して「偶然に起こりすぎて自分でもびっくりしている」、「偶然だけど、こんなふうに重なるのはおかしいとも思う」と訴える。

関はこれらの関係付けを「偶然性の誤判断」と呼び、さらに不吉でグロテスクな自生体験を考慮して、この症例を初期統合失調症にみられる移行段階としている。しかし、このようなタイミングにまつわる関係付けには安永のいうファントムの短縮が窺え、すでにこの症例は初診時において通常の統合失調症が発症しているものと考えられる。移行段階とはいえ、この段階を顕在発症前の初期段階とみること自体、つまり初期症状に注目すること自体が病状経過についての判断を誤らせる危険性があろう。

われわれがここで発症というのは中安らのいう「顕在発症」を意味しているわけではない。中安のいう顕在発症ないしは極期にみられる症状とは、幻声、妄想知覚、自我障害、緊張病症候群などであるが、われわれは臨床においてこれらの極期症状のみによって統合失調症と診断しているわけではない。それらを含むさまざまな症状によって、統合失調症特有の構造を嗅ぎ取って、経験的に統合失調症の発症と診断しているのである。

この症例は初診時に統合失調症をすでに発症していると思われ、さらなる症状の増悪が予想されるのであるが、そのような判断は、テレビの幽霊役に対する奇妙な関連付けや偶然・必然にまつわる訴えによってなされるのであり、初期症状によってではない。むしろ初期症状に注目し過ぎ、この症例のタイミングにまつわる症状を軽視した結果、症状増悪に至ったのではないかと思われるところがある。

針間[35]は初診時二〇歳の男性症例を報告している。この症例は初診から三年後、半年間の通院中断後に顕在発症したとされている。初診時にすでに、「顔の前の自分と頭のうしろを使う自分との割合で、その時の調子が決まる」とか「頭の前とうしろがはっきりとではないが、二つに分かれている」など奇妙な自己分離感を訴えている。これを統合失調症の発症と考えるかについては意見が分かれるだろうが、少なくとも統合失調症圏と診断することは可能であろう。問題は次の「家の隣の工場から音が聞えるのは、自分が緊張するのを知ってやっている」といった被害的な自己関係づけである。この症状は著者によって「聴覚的気付き亢進に伴う被害関係念慮」つまり初期症状とされ、そのため、初診時においては初期統合失調症と診断されている。しかし患者が訴える被害的自己関係付けにはすでに偶然と必然のパターンにおけるファントム短縮が窺われ、初診時にすでに統合失調症は発症していたものと考えられる。さらなる症状の増悪が危惧された症例であったといえよう。

中安自身もまた「内省型の特徴を有し、境界例との誤診のもと精神療法下に顕在発症し、自殺に至った症例」（初診時二七歳の女性例）を報告している[90]。この症例は通院初期の段階で病状のメモを持参しており、そこには次のように書かれていた。「人とすれ違うとき、ことに学生等が自分のことを言っているような気がいつもする。いい気になるなよ等」、「自分と他人の区別の中で……喫茶店で話をしているとき、自分の隣の人に自分の話していることが筒抜けになっているように感じる」、「家に居ても他人の目を意識してしまう。人に自分の話し声を聞かれたら、変に思うのではないかと不安になる。ビクビクする。また雨戸などを閉めて、音をたてるのが怖い」、「他人と自分の境界線がつくれない。（何か他人とテレパシーみたいなものでつながっている――相手はそれを察知して周囲の人が気になる）」などである。

これらの記載は統合失調症にみられる関係妄想や思考伝播を強く示唆しており、この症例もまたすでに初診時において統合失調症が発症しているものと判断される。しかし、どういうわけか診断は境界例にとどまり、結果的に初診後三年になって顕在発症したとされている。症例の報告時点でも、初診時の状態はあくまで初期統合失調症と診断されている。中安は、この症例から移行段階や顕在発症予見のメルクマールについて論じているが、あくまで初期症状に注意が向けられていることには変わりがない。

このように顕在発症したとされる三症例のいずれもが、初期統合失調症と判断された段階ですでに統合失調症が発症していた可能性が強く示唆された。このことは初期症状が統合失調症の顕在発症を予見する臨床的に有用な指標であることに疑問を感じさせる結果となっている。われわれは初期症状に注意を向けることによって顕在発症を防止するのではなく、むしろ初期症状に限定されないでタイミングにまつわる思考障害、奇妙な被害的関係付け、思考伝播など統合失調症に特徴的な症状に注目することによって統合失調症と診断し、さらなる増悪を回避すべきである。

中安の言う初期症状は統合失調症の初期に限らず、解離性障害やアスペルガー症候群、境界性パーソナリティ障害、てんかん、物質乱用などにもみられる非特異的な症状であると考えるべきであろう。これらの病態のいくつかは意識変容と関連しており、鑑別にあたっては意識の覚醒度に注意することも必要であろう。中安は、初期統合失調症の「特異的四主徴」のうち少なくとも一種が確実に存在し、かつ他の疾患を疑う根拠が見いだせないということで初期統合失調症と診断しているが、たとえば解離性障害や境界性パーソナリティ障害の患者に初期症状が見いだされた場合、中安が初期統合失調症と誤って診断する可能性はある。ましてやそこに幻声がみられれば、すでに顕在発症した統合失調症と診断される可能性は高い。

中安ら(94)は顕在発症予見の初期症状のメルクマールとして症状項目の特異性と症状内容の特異性について検討している。症状項目については、離人症、二重心ないし二重身、現実感喪失、皮膚異常感覚、聴覚性気付き亢進、非実在と判断される複雑幻視ないし会話幻聴、体感異常などを顕在発症予見のメルクマールになりうる特異的症状であるとし、また症状内容としては面前他者に関する注察・被害念慮、聴覚性気付き亢進などにみられる「他者の言動の意図化」、および自生思考、自生空想表象、非実在と判断される複雑幻視ないし会話幻聴などにみられる「体験内容の不吉・グロテスク化」をあげている。

これらが顕在発症を予見する初期症状であるかについてここでは検討しないが、注意すべきは症状内容にみられる「他者の言動の意図化」である。中安の面前他者に関する注察・被害念慮とは、本来、具体性を欠いた「見られている」あるいは「悪く思われている」体験であって、そこにおいて「他者の意図は感知されるがその程度は弱く、『見ている』『悪く思っている』など他者を主語として陳述されることはほとんどなく、あくまで受動態で陳述されるものである」としている。また中安は鑑別診断のためには、「他者の能動的な意志の存在が感知されていないことを確認すること」と注意を促している[125]。

ここから言えることは、「他者の言動の意図化」がみられる面前他者に関する注察・被害念慮とは、すでにそれ自身の本来の定義から逸脱したものになっていることである。顕在発症を予見するメルクマールとしては初期症状を越えた症状へと重点を移していることになる。「他者の言動の意図化」がみられる段階とはすでに初期ではなく、統合失調症が発症している段階であるとみなすべきであろう。

成因論

中安は生命危急的事態を「生命 - 客観的危急的事態」と「生命 - 主観的危急的事態」とに分け、前者に対する自己危急反応を原始反応、後者に対する自己危急反応を緊張病症候群とした。さらに危急的事態を自殺に至るほど著しい心理的葛藤や苦悩を特徴とする「精神危急的事態」にまで拡大した[92]。この「個体の精神的実存が危機に陥る事態」における自己危急反応（精神危急反応）として、転換症（転換型ヒステリー）、解離症（解離型ヒステリー）、離人症（離人神経症）をあげている[89]。転換症とは、苦悩の対象を心理的葛藤から身体的症状へと転換することによって、心理的葛藤を主体の意識から隠蔽することである。解離症は、葛藤そのものの事後的被包化、あるいは苦悩の主体を別の自我へと置き換えることによって、心理的葛藤を真の主体から隠蔽しようとするものである。さらに離人症は苦悩の対象を主体的に引き受けつつも、苦悩の現実感、迫真性を減じようとしたもの、とされている。

中安のいう離人症は心的営為を対象化する際の対象化性質（実感）の脱落態である[81]。それに対して、心的営為がないにもかかわらず対象化性質が感知されるのが幻性態であり、それは二重心（存在感と実行感）、二重身、体感異常、実体的意識性などの症候として現象する。中安によれば、離人神経症にみられるのは対象性格の脱落態のみであり、統合失調症その他の離人症候群ではそれに加えて対象性格の幻性態が伴っており、両者における成因は同一ではないという[81]。つまり対象化性質の脱落態のみの発現は精神危急反応にみられる病態であり、幻性態がみられるのは状況意味失認、ないしは〈「自己保存の危機」の意識下・無自覚的認知〉に由来する病態であることになる。

一方で中安は、ナルコレプシーにみられる入（出）眠時幻覚（形象化された実体的意識性）は、睡眠麻痺による〈「自己保存の危機」の認知」〉（「その認知が意識上・自覚的なものか、それとも意識下・無自覚的なものかを決定することは難しい」と中安は述べている）によるものであると論じており[86]、幻性態が必ずしも状況意味失認のみに由来すると断じているわけではない。つまり「自己保存の危機」の認知が意識上・自覚的であっても幻性態がみられる可能性を認めていることになる。

生命危急的事態であろうと精神危急的事態であろうと、事態が危急的であれば、そこに「自己保存の危機」の認知が働くことは容易に推測される。また「自己保存の危機」が意識上・自覚的認知であるか、意識下・無自覚的認知であるかについての判断は先の睡眠麻痺のように実際には困難であることも多いであろう。

中安によれば、初期症状であるところの漠とした被注察感、緊迫困惑気分、内因性若年・無力性不全症候群[87]、緊張病症候群などは〈「自己保存の危機」の意識下・無自覚的認知〉から発展する。気付き亢進は状況意味失認によって背景知覚の同定不能が生じたことに由来し、自生思考は状況意味失認によって背景思考の偽同定が生じたことに由来するとされている。つまりすべての症状は、一部〈「自己保存の危機」の意識下・無自覚的認知〉を媒介とすることもあるが、状況意味失認に由来するとされている。

しかし、そもそも状況意味の認知機構の原初的役割自体が自己保存にあることを考え合わせると、気付き行進や自生思考も含め、初期症状のすべてに「自己保存の危機」が成因として関与している可能性がある。さらに「自己保存の危機」が意識上・自覚的認知であるか、意識下・無自覚的認知であるかについての判断が困難であることを考え合わせると、初期症状が、「自己保存の危機」の意識上・自覚的認知に関連する病態にも同じようにみられる可能性があることになる。

このような認知の病態と密接な関連性を持つ病態としては外傷後ストレス障害や解離性障害があげられるであろう。気付き亢進はその臨床記述からＰＴＳＤの覚醒亢進症状や解離性障害にみられる気配過敏症状、知覚過敏などと近縁な症状である。また自生思考はフラッシュバックなどの再体験症状や解離にみられる思考促迫と類似している。初期統合失調症の症状発生機構がこのように「自己保存の危機」を中核としていることからも解離性障害との症候学的近縁性には注意すべきであるといえよう。

第Ⅳ部　解離の治療論

ここでは解離の臨床を通して実際に行ってきた自分なりの治療についてまとめた。それらは解離の主観的体験とその構造を考えるなかで、自ずと私がとってきた対処法である。私の治療的対応は解離の主観的体験についての理解とほぼ同時的に生まれた。

私の解離の臨床は主として一般の精神科外来の枠内である。ときに危機的状況の判断と説得のために、一時間近い面接を数回にわたって行わざるを得ないこともしばしばであったが、通常は外来でせいぜい一〇分から多くて一五分の時間しか割くことができなかった。それなりの時間を確保できなければ解離の治療について論じる資格はないと言われればそれまでだが、そのような短時間の外来経験であっても、多忙な毎日を送っている臨床家にとっていくらかの参考になるところもあるのではないかと思っている。

最初に解離治療の総論についてまとめた。そこでは主に空間的変容を主症状とした病態の治療を中心に扱っている。さらに解離の入院治療について「ボーダーライン」と対比しながら論じつつ、解離の病態の特徴について指摘した。最後に交代人格を呈する病態について、解離の病態構造と関係付けながら治療論としてまとめた。

第1章　解離の治療 総論

解離の薬物療法と精神療法

一般的に解離には薬物の効果があまりないといわれるが、私自身の経験によれば解離の病態に薬物は有力な治療手段になる。精神療法がうまくいくためにも適切な薬物療法は不可欠であるとさえ思っている。もちろんそれだけで治療ができるわけではない。一旦、有効であったかのような薬物の効果は長続きしないことがしばしばであり、あくまで一時的であると認識しておいたほうがいい。

解離には「現実と夢の区別がつかない」とか「ぼんやりして夢の中にいるようだ」など離人症状がみられることが多い。また周囲の世界が遠ざかって感じられるとか、自分がぼんやりと体から離れているようだなどといった症状も多い。このような離隔を中心とする離人症状には弛緩的ニュアンスがみられる。このような弛緩的性格は、記憶にあることが現実に起こったことか夢だったのか分からないとか、つい最近の出来事が遠い過去の出来事のように感じるなどといった記憶表象にまつわる症状にも窺われる。これら離人症状を中心とする症状を解離の弛緩症状と呼ぶ。

それに対して「夢が現実のようにリアルだ」、「背後に人の気配を感じる」。家の中に誰かがいる感じがする」、「人影が見える」、「死ねと聞える」など、周囲世界の刺激に過敏で不安が強かったり、表象が知覚的にありありと感じられたりする症状が解離にはある。これらを解離の緊張症状と名づける。

解離の薬物療法の目安のひとつは緊張症状の程度に合わせて薬物を処方することである。気配過敏症状や対人過敏症

表1　解離における弛緩と緊張の病理

① 弛緩症状 Entspannung
・離隔を中心とする離人症状
・億劫
・感覚麻痺、運動麻痺などの転換症状

② 緊張症状 Anspannung
・気配過敏症状（被注察感、実体的意識性）
・対人過敏症状（人込み恐怖）
・不安に満ちた緊張感
・幻覚（幻聴、幻視、ときに体感異常）
・感覚過敏（聴覚過敏、視覚過敏）や過剰運動
・衝動的言動
・頑固な不眠、悪夢、リアルな夢

状は見逃されやすいので注意が必要である。弛緩症状そのものに対する薬物の直接的効果は一般的に少なく、薬物療法がかえって病像を悪化させることもある。

弛緩症状の背後に意外にも緊張症状がみられることもある。たとえば覚醒状態では離隔など弛緩症状が前景にある症例が睡眠状態では覚醒度が高く、悪夢が多い場合もある。解離の病態ではこの悪夢が病像にしばしば影響を与える。このように弛緩症状と緊張症状が複合的にみられることは特定不能の解離性障害と診断される患者に多く、典型的な解離性健忘や離人症性障害、解離性同一性障害ではむしろ少ない。

緊張症状が目立つときには少量の抗精神病薬（たとえばリスペリドン一—二㎎）が効果的である。薬物によって無理に幻覚などの症状を抑えようとすると、薬物が徐々に増加してしまい、かえって増悪ないしは遷延するといったことになりかねない。あくまで少量にとどめることが肝要である。また抗精神病薬の慢性的な投与は避けなければならない。状態が安定していたり、抗精神病薬を止めたいという患者の意志がはっきりしていれば、思い切って抗精神病薬を中止したほうがいいこともある。

悪夢やリアルな夢がみられるときには塩酸トラゾドン（場合によっては塩酸アミトリプチリン）など鎮静作用をもつ抗うつ剤やクロ

ナゼパムを使用する。それでも頑固な不眠が持続する場合にはリスペリドンの錠剤や内用液を1〜1mℓ眠前に追加処方する。

解離の患者は頑固な不眠を訴えて睡眠薬を要求することが多いが，概して抗不安薬や睡眠薬は意識変容を介して解離症状を悪化させることがあるため最小限に抑えるべきである。漫然と多種類の睡眠薬を処方していると，それだけで解離が慢性化しやすい。飲酒量やさまざまなドラッグなどの使用についても注意が必要である。

ときに解離性障害の薬物治療に数種類の抗うつ剤が過剰に処方されていることがあるが，これは勧められない。「死んでしまいたい」とか「憂うつだ」といった患者の訴えや抑うつ的交代人格にのみに目を向けるのではなく，隠された攻撃性や衝動的言動など，できるだけ患者の全体像を把握する必要がある。少なくとも攻撃的で衝動的な交代人格の存在が推定されるケースでは抗うつ薬の選択は慎重にすべきであろう。

解離性障害では不安症状のみならず，幻覚などの精神病様症状や希死念慮などの抑うつ症状，さらには激しい衝動性や攻撃性がみられることが多い。結果的に抗不安薬，抗精神病薬，抗うつ剤，気分安定薬など多剤処方になりやすいため，できる限りシンプルな処方を心がける。食欲亢進や不眠，イライラといった症状の背景にアカシジアが隠れていることがある。最近の非定型抗精神病薬には体重増加が副作用として知られているものがあり，患者はそのような情報にはかなり敏感である。そのことを知るとすぐに服薬をやめることが多いので，これらの薬剤はあまり勧められない。

以上，薬物療法について簡単に述べたが，解離の治療においてなによりも重要なのは精神療法的な対応である。重要なことは薬物治療に頼りすぎないことであろう。多彩な症状を焦って薬剤で無理矢理に抑えようとしないで，打開策はないか患者と話し合ったり，限界を見定めたり，治療者・患者関係を振り返ったりすることも必要である。精神療法の中核となるのは患者との信頼関係であり，さらに安心感，安全感の獲得である。そのためにも現実の環境調整がまずは重要であるし，そのための適切な薬物療法も不可欠である。表2に解離の精神療法における基本的前提をまとめた。

先の緊張症状が前景にある場合には，治療者の言動にも過敏になり，「先生は私のことを嫌っている」とか「もう私

表2　解離に対する精神療法の基本的前提

1．安全な環境と安心感の獲得
2．有害となる刺激を取り除く
3．人格の統合や心的外傷への直面化を焦らない
4．幻想の肥大化と没入傾向の指摘
5．支持的に接し、生活一般について具体的に助言する
6．病気と治療についてわかりやすく明確に説明する
7．自己評価の低下を防ぎ、つねに回復の希望がもてるように支える
8．破壊的行動や自傷行為などについては行動制限を設ける
9．家族、友人（恋人)、学校精神保健担当者との連携をはかる
10．言語化困難な状態であるため、患者にさまざまな表現を促す

のことなんて診たくないでしょ」など見捨てられ不安を抱くことがある。さらには「先生が怖い」と治療に通うことにも怯えるようになる。これらはたいてい一過性であり、何に怯えているのか聴いてみる。原因は些細な治療者の一言であったり、日常の些細な出来事であったりする。逆転移には注意したいが、境界性パーソナリティ障害を併存しない限り、その修復は比較的容易である。

外来に同伴してやってくる家族や恋人、友人は多く、彼らと協力して信頼関係を結ぶことは重要である。また患者は言語化を含め、自らの心を表現することに困難があるため、絵画や詩などさまざまな手段で自己を表現できるようにすることも効果的である。解離の患者は文学や美術など芸術的センスに恵まれていることが多い。

解離の症候学の意義

従来、解離の症候学として、幻覚や健忘、遁走、退行、交代人格などが語られることはあったが、広く解離の主観的体験について報告されることは少なかった。筆者はすでに解離性障害の主観的体験として気配過敏症状や対人過敏症状、解離性幻聴、解離性幻視、解離性離隔などについて発表してきた[131–141]。解離のさまざまな症候について知っておくことは信頼関係を築くうえで不可欠である。それまであまり聴かれることはなかったが自分でも不安に感じていた体験について、治療者から質問され、それについての

説明を受けるということは信頼感と安心感を与えてくれる。

体外離脱体験や交代人格のような一見オカルト的体験にみえるような症状について治療者はあまりふれたがらない。そのような症状に耳を傾けることによってかえって状態が悪化するのではないかといった治療者側の不安が関係しているのであろう。ここで取り上げた解離の主観的体験に耳を傾けることによって患者の状態が悪化することはまずない。そこには患者の操作性も作話性もない。われわれに必要なのは解離患者が示す多彩な主観的体験を構造的に了解するための図式なのである。

治療者が解離症状を聴くことにためらいがあると、患者の持つ解離的側面を封印してしまうことになり、治療の糸口が失われてしまう。患者の主観的体験について丁寧に聴くことは解離ではきわめて重要である。治療者がそのような体験を聴くのを避けると、患者はそれらを、自覚しないまま、ひとりで抱え込まなくてはならなくなる。結果的に難治性うつ病とかパーソナリティ障害の診断のもと治療が長びくこともある。治療者はつねに全体像を把握するように努める必要がある。

三つの私

離隔とは自己、自己身体、ないしは外界からの分離感覚によって特徴づけられる経験である(134)。それはいわば現実からの遊離感覚といってもよい。離隔では世界の中に存在する「存在者としての私」と「眼差しとしての私」という二つの私に分かれる。これらは従来指摘されてきた「観察する自我（observing ego）」と「経験する自我（experiencing ego）」にほぼ相当する。「眼差しとしての私」は外界と「存在者としての私」を肉体の視点から離れたところから眺める。その一方で「存在者としての私」は「眼差しとしての私」の視線ないしは気配を自分の背後に感じる。先の緊張症状と弛緩症状との関連でいえば、「存在者としての私」は緊張症状を伴い、「眼差しとしての私」は弛緩症状を呈しやすいといえよう。主体がどちらの私に引き寄せられて体験されるかによって症状の様相が異なる。

解離の重要な構造的特徴のひとつは眼前の表象世界に自分の姿を映しだしやすいという点にある。「眼差しとしての私」が「存在者としての私」を眼前に見るとき、それは表象空間が知覚であるかのように現れたことに由来する。そこに空想が重なると「存在者としての私」はより幻想的となり、現実とは別の世界の「存在者としての私」になる。「眼差しとしての私」はその自己像を介して現実とは別の世界へと没入していく。

以上のように離隔には「存在者としての私」、「眼差しとしての私」、そして知覚のように現れる表象空間へと「没入する私」といった三つの私の様態が分類される。

「存在者としての私」は現実世界の中の私であり、「眼差しとしての私」の前に浮かび上がる私であるとともに、周囲空間に対して過敏に反応する私である。それは一見過剰覚醒的であるが、一方で入眠時の実体的意識性に類似しており「入眠（浅い眠り）の病理」ともいえる特性をもつ。そこでは周囲に対する不安とともに、意識野は拡大していることが多い。

「眼差しとしての私」は、「存在者としての私」が世界とともに主体から遠ざかっていくことを体験する。それは睡眠時の体外離脱体験にも似た「入眠（浅い眠り）の病理」を孕んでいる。その際、意識野は狭窄していることが多い。そして「没入する私」においては目の前に広がる幻想的表象空間の中へと吸い込まれていく。それは「夢の病理」を孕み、そこでふたたび意識野は拡大することとなる。このように空間的変容において主体は覚醒から入眠をへて夢の方向へと向かうと喩えることができる。

解離性同一性障害の患者の多くは、人格交代の際に、目を開けたまま無動状態となり動かなくなる。次にダラリと力が抜け、眠り込んだかと思うと、再び目を開ける。その時には人格が交代している。このような人格交代の一連の過程は「覚醒」から「入眠」、さらに「夢」への移行を思わせ、それぞれはこれら三つの私に類似している。つまり解離の意識変容と人格交代は「覚醒・入眠・夢」の病理が関与していると推察される。

現実からの遊離と空想への没入

以上の論議を踏まえ，「現実からの遊離と空想への没入」といった観点から精神療法の留意点について述べる。解離の病態では幼少時から虐待やいじめなどの外傷体験を被っており，現実に対する怯え，不安，絶望などを感じている。それを背景として一方で彼らは空想に広く深く没入する傾向をもっていることが多い。ウィルソンとバーバーWilson,S.C. & Barber,T.X.[163]は催眠にかかりやすい人々の特徴として空想傾向（fantasy-proneness）をあげているが，このような傾向は解離の病理をもつ患者の多くに見いだすことができる。

空想傾向の認められた群の多くは，幼少時に遊んでいた人形や動物の玩具が実際に生きており，独自の人格を持っていると信じていたと報告する。また彼らの多くは小さな妖精や守護天使，木の精などが実在しているものと信じ，想像上の友人（imaginary companion）と遊び，ときに彼らを実在の人や動物のようにはっきりと見，聴き，触れたと振り返る。解離の患者も彼らと同じように，幼少時から現実からの遊離と空想への没入といった傾向を持っている。

面接では，このような理解を踏まえ，それまでの生育歴や現病歴，現在の生活などについて話題にする。心的外傷などについても，たんに現実への絶望に共感するだけではなく，同時に自らの幻想が膨らみやすく，それらをありありと知覚であるかのように感じ，そしてときにそこへ逃避し，没入する傾向などについてもバランスよく全体を話題にする。治療者は患者が現実に他者から受けた外傷について共感するとともに，現実生活に対する一面的な把握や思い込みなどについても触れる必要がある。また空想的世界への親和性についても訊き，話題にしておく。

解離性障害の診断がつけば，いずれ回復して治癒する可能性は高く，薬物も不要となることも多いことをはっきりと伝える。またそのためには何よりも医者との信頼関係が重要であり，通院を継続することの重要性について繰り返し強調する。

治療早期から陰性転移や操作的態度，行動化などが顕著に認められる症例ではパーソナリティ障害が疑われ，攻撃性や脱価値化、理想化のため治療者との信頼関係の形成が困難である。このような患者の精神療法的対応についてはここでは述べない。そのようなケースでは境界性パーソナリティ障害の精神療法的原則に準ずるべきである。それに対して、わが国の多くの解離性障害の患者は治療者に対してそこまで攻撃的になることは少ないし、周囲外界を操作することも少ない。自傷行為の反復や激しい行動化がみられても、一時的であり、しばらくたつとケロリとしていることが多い。治療関係の修復も比較的容易である。この点については、他者に対する攻撃的行動よりも自己を変容させてしまう解離患者の特徴が関係しているものと考えられる。

「三つの私」への精神療法的接近

次に「存在者としての私」、「眼差しとしての私」、「没入する私」の三つに対応した形での精神療法的接近について述べたい。ここでは交代人格など時間的変容を前景とする病態ではなく、離隔や過敏など空間的変容を主とする病態の精神療法に焦点をあてる。

気配過敏症状など「存在者としての私」を中心とする症状については、離隔した自分自身である「眼差しとしての私」を他者の気配として捉えている可能性が強いことを患者にわかりやすく説明する。背後から聞こえる声や耳元で囁く声も同様であり、もうひとりの自分の思いや表象が知覚化されたものである可能性が高いことを説明する。いずれにせよ、症状に纏わり付いている漠然とした不安や怯えを払拭することが肝要である。

ある患者は家に一人でいるとき、自分の背後や壁の向こう側に人の気配を感じ、そのことに強い恐怖心を抱いていたが、治療者がその気配は離隔した自分自身（つまり「眼差しとしての私」）である可能性が高く、離れたところに自分が同時的に遍在する構造[140]をもつことについてわかりやすく説明したところ、次の面接では「今まで怖いことが多かったけど、不安や恐怖がなくなった」と語った。

「眼差しとしての私」は「存在者としての私」にとってどこか不安を惹起する存在であったが、昔から二重身でしばしば指摘されているように、「眼差しとしての私」は背後から私を支えてくれる存在でもある。解離の病態ではこのような「背後で私を支えてくれる存在」を話題に取り上げることが有益である(126、141)。

次に「眼差しとしての私」についてであるが、患者は幼少時から、ぼんやりとその場から浮き上がって上の方から自分と友達を見ていることをしばしば経験している。さらに親に怒られたときや虐待を受けていた時などに離れた位置から自分の姿を見ていたという。このような体験の背景に、場への馴染めなさや違和感、恐怖や嫌悪の記憶が想定されることが多く、生育歴をそのような観点から見直すこともよいであろう。

このような構えはある意味では現実からの逃避的側面でもある。それが習慣化することの危険性についても触れる必要がある。意識変容に陥らないためにも、場合によっては覚醒意識を保持する必要があること、意識的にその場・その時に踏みとどまることの重要性についても説明する。じっとしているのではなく、感覚を軽く刺激したり、適度な運動をすることも有用であろう。

最後に「没入する私」であるが、これも解離患者にとって幼少時からの馴染みの体験である。解離患者は幼少時から頭の中にあたかも知覚的なイメージが湧出する「表象幻視」や「持続的空想」(136、141)を経験していることが多い。彼らはこのようなありありとした表象の中へと容易に没入する傾向がある。読書でも映画でもテレビでも、その物語の中へ容易に入り込んで、その中の自分に成りきってしまう。現実世界の中にいる視点と物語の中の視点の二つが併存しやすく、さらにその物語の世界に没入するのである。

解離患者が演劇の経験をもつことは多いが、これは目立ちたがりや派手好みといった性格と関係するよりも、幻想的世界へ容易に入り込むことができる才能が関係しているのだろう。周囲の現実から離れやすく、幻想へとのめりこみやすい傾向の良い面と悪い面の両面について面接で話題にするのがよい。没入が過剰にならないように注意することが解離の抑止には必要であることを繰り返し説明する。

回復への二つの経路──眠りと目覚め

解離の回復過程を振り返ると大きく二つの経路がある。(141) 眠りの経路と目覚めの経路である。眠りの経路は他者の保護によって包まれ、その中でまどろむことである。これは比喩的に言えば、母親に包まれ、安心できる居場所を獲得することである。入院などの保護的環境や生活の制限、さらには鎮静系の薬物治療などもそれにあたる。他者に対する依存の中で癒され、眠りに入るのである。

それに対して目覚めの経路は他者に対する依存を放棄し、自らの責任を自覚し、将来に向かって行動することである。これは父親に同一化し、外部へと出で立つことに喩えられよう。

眠りの経路も目覚めの経路もともに回復への道である。もちろん眠りはのちにいずれ目覚め、自立するための前段階であり、目覚めにつながらない眠りは退行の持続や死に通じている。また目覚めは安心感や支持を背景としてはじめて治療的となりうるのであって、不安に追い込まれての自立は危険である。

眠りの経路についてさらに具体的に述べてみよう。解離の患者は退行的になりやすく、特定の人に対して甘える言動がみられる。母親に一日中まとわりついて離れなかったり、抱きついたり、風呂に一緒に入ってスキンシップを求めたりする。あるいは恋人から離れることに強い不安を感じたりする。そのため周囲は疲れきってしまう。そのような場合は、依存の背景に不安があることを指摘し、場合によっては薬物の調整をする。それとともに、そのような甘えだけでは安定しないことをはっきりと告げ、限界設定を行う必要がある。

具体的には、甘える行動が許されるのは一日のうちでもある一定の時間帯であること、それ以上は対応する人の限界を越えていること、このような制限を自覚することが治療的であることをはっきりと述べる。多くは就寝前の決められた時間に設定する。それによって周囲も楽になり、患者の甘えを受け入れやすくなる。そのような枠を守る限りは、依存対象に甘えてもいいとする。しばらく一緒に遊んで、その後、安心して眠りに入るのが良い。必要に応じて、就寝前の薬物を適切に調整する。このような対応はソフトな眠り経路と言え、ハードな経路としては入院による保護管理下で興奮を抑え、睡眠をよく取るようにさせる。

次に目覚め経路について述べたい。目覚め経路は現在の自分が置かれた状況を冷静にみつめ、将来へと決断することである。過去を一旦棚上げして区切り、あらためて決意することで回復に向かう過程である。以下に目覚めの経路で回復した二症例をあげる。

初診時二五歳の女性　特定不能の解離性障害

大学院でセクハラの被害に遭ったことを契機に、不安、情動不安定、健忘、幻聴、幻視、自傷行為、大量服薬など多彩な症状を呈するようになった。ときおり些細なことで大声を出したり、包丁を取り出すなど衝動的な状態になることがあった。

初診後二年ほどたったある日、夫とともに来院した。夫によると、最近二、三日に一回は錯乱状態になって、何かに取り憑かれたようになるらしい。興奮して「近寄らないで」、「家に帰らなきゃ」、「ここは私の居場所じゃない」と叫ぶ。後でそのことの記憶がない。患者は「怖いんです。怒りとか不安が出るとそれが止まらなくなる」と言い、「妊娠しているかもしれない」と付け加えた。話を聴くと「妊娠したい気持ちがある」というので、治療者は「こんなことをいつまでもしていてはいけない。妊娠を希望しているなら、この際だからきっぱりと服薬を中止しなさい。自らの決意が大事」とはっきりと伝えた。

翌週になって夫とともに来院した。夫によれば「何か急に落ち着いた。先生との面接の前はものすごい錯乱状態だったが、妊娠したいなら薬はやめよと先生に言われ、それからガラリと落ち着きました。薬は服用していません」とのこと。妊娠はしていなかった。以後、現在まで数年経過しているが、服薬なしで落ち着いた状態にある。

初診時二四歳女性　特定不能の解離性障害

二〇歳、不安が高まって外出不能になり、一年間大学を休学した。不安発作、過食・嘔吐、被注察感、聴覚過敏、自傷行為など多彩な症状がみられた。近医を受診して「統合失調症の疑い」と診断された。改善傾向に乏しいということで、二四歳の時に外来を受診した。「部屋にいるときは人の目が気になるので、カーテンを閉めている。世の中をヴェールを通して見ている感じがする。自分を別の視点から見ているような気がする。意識が体からずれた感じ。頭の中が騒がしく、いろんな人が意見を言っている感じがする」。離人症状、気配過敏症状、健忘、離隔などを認め、解離性障害と診断。約一年後には軽快し、結婚した。服薬中止をして妊娠、出産。引越しのため転医した。

出産後三カ月で再発。幻視、幻聴、健忘などのため再診。子どもの世話もできない状態で、寝てばかりいるという。髪をダラリと落とし、「何かが怖い。自分の体が二つある感じがする」という。退行したり、拗ねたりすることが目立つ。夫や母親に攻撃的になることも多い。自傷行為や大量服薬などを繰り返すため、ある日、面接ではっきりと服薬中止を告げ、「家事や子どもの世話など、やるべきことをちゃんとしなさい」と強く指示した。患者は抵抗したが、その後、徐々に回復した。身体症状がしばらくみられたが、二カ月後にはすっかり元気になった。その後も安定した経過である。

このような目覚め経路で回復するケースは意外に多い。妊娠したい希望から副作用の話題が出た時、大量服薬を頻回に繰り返す時などに「服薬を中止し、改めて自分の責任で生活する決意」がなされるならば、それは解離からの回復の重要な契機になりうる。患者を取り巻く現実に目を向けさせ、改めて未来に向けて決意させることによって、解離を手放す手助けをするのである。もちろん、やみくもに決意を迫ることは危険を招く。その際に周囲に患者をサポートするしっかりとした他者が存在している必要があろう。治療者がそのような役割をせざるをえないこともあるが、やはり身近な他者がいた方がいい。そのような他者は親よりも誠実な夫や恋人である場合の方がうまく行くことが多い。

以上に述べたことはもちろん解離の治療的接近の全体像ではなく、その一部を述べたにすぎない。今回は薬物療法に加え、解離の空間的変容に焦点をあてて、そこから導き出される精神療法的接近についてまとめた。交代人格など時間的変容を主とする病態については章を改めて論じることにする。

第2章　解離と「ボーダーライン」

「ボーダーライン」と時代

日本においてそれまで精神病と神経症の境界とみなされてきた「境界例」が、理想化や脱価値化、激しい攻撃性、操作性などの特徴を持つ「ボーダーライン」としてより人格障害の様相を呈し始めたのは一九八〇年頃からであったろうか。治療者に対して激しい攻撃性を顕わにし、衝動的で破壊的な行動によって治療者を不安にさせた「ボーダーライン」の登場である。一九六〇年代から始まった精神病院の開放化運動の流れの中で、暴力をふるい自傷する「ボーダーライン」患者を前にして、複雑な気持ちを抱いた精神科医も多かったであろう。抑圧という図式では理解できない病態がはっきりと姿を見せるようになった。

時代はさらに流れた。一九八四年には宇都宮病院事件が起こり、精神病院の閉鎖性・孤立性は徐々に解消される方向へと向かった。一九八八年には精神保健法が施行され、行動制限の手続きはより法的に明確化された。臨床では「ボーダーライン」の認識も広まり、さらに身体科との連携も進んだ。しだいに治療者の姿勢に大きな変化がみられるようになった。行動制限にまつわる治療者側の罪悪感を法律が幾分なりとも解消してくれ、身体処置を安心して身体科に任せることができるようになった。電気けいれん療法も麻酔科医との協力により、安全に行うことができるようになった。

その結果、治療者の心に余裕ができ、患者に「操作」されることが少なくなったようにも思える。医者・患者関係に閉じ込められがちな精神科医を、社会あるいは法が背後から支えてくれているかのようであった。「ボーダーライン」

の攻撃性に困惑していた治療者は法のおかげで患者に対して余裕を持って向き合うことができるようになった。

しかし、その一方で、「ボーダーライン」患者に対する行動制限が安全配慮の旗印のもと、より安易になされるようになったともいえる。それは「ボーダーライン」に限らないであろう。結果的に患者は攻撃性の捌け口を家族や医療者に気軽に向けられなくなった。このような攻撃性の封印はたんに患者‐医者関係の変化によるものではなく、社会関係全体の変化を背景にして起こってきたと思われる。

親子関係に目を向けてみよう。戦後、抑圧的な親はしだいに影をひそめ、子の暴力に困惑する親が目立つようになった。鋭い攻撃性を向ける「ボーダーライン」に対し、治療者もまた患者の親と同じように困惑した。共同体の崩壊とともに噴出する「異議申し立て」の波に、親も治療者も圧倒されたかのようだった。しかし、さらに社会は変化した。かつてのような困惑した親ではなく、今度は子を虐待する親が浮上してきた。まるで「ボーダーライン」が親の世代にまで蔓延したかのようである。幻想としての共同体の崩壊は地域社会から家族という場にまで浸透していった。情緒によるつながりは影をひそめ、より表面的で形式的なつながりが露呈されていく。既成の権力を破壊しようとする攻撃性はそこにはもうない。共同体の権力も、父親の権力も、医者の権力もすべてそこに含まれていた虚構性がすでに暴かれてしまった。外部に攻撃すべき対象を持てない思春期にあっては自分の内部に齟齬を感じやすくなったのであろうか。このような流れの中でかつての「ボーダーライン」は次第に影を潜めていき、一九九〇年代半ばからは新たに「解離」が増加するようになった。

今日の外来でよく聞かれる「解離はうちでは診られません」という言葉は、かつての「うちではボーダーラインは診られません」という言葉と重なる。解離はかつての「ボーダーライン」であるかのような扱いを受けている。解離＝「ボーダーライン」＝「厄介で治療が困難」という図式が出来上がっているかのようである。しかし、二つの病態には差異がみられるのも確かである。

「ボーダーライン」と解離

ＤＳＭ‐Ⅳの診断基準[4]に従えば、多くの解離患者は「境界性パーソナリティ障害」と併存診断されてしまう。ＤＳＭ‐Ⅳの「境界性パーソナリティ障害」診断基準にある、⑶同一性障害、⑷自己を傷つける衝動性、⑸自殺の行動、自傷行為の繰り返し、⑹顕著な気分反応性による感情不安定性、⑺慢性的な空虚感、⑼一過性のストレス関連性の妄想様観念または重篤な解離性症候などといった項目は、解離の多くの症例に当てはまる。しかし、解離ではそれらの症状は一過性であることが多く、そこにはかつての「ボーダーライン」のような激しさはない。「ボーダーライン」は何よりも、治療者に対する「⑵理想化と脱価値化の両極端を揺れ動く不安定で激しい対人関係様式」、治療者に対する「⑻不適切で激しい怒り」を特徴としており、この点で解離患者とは異なっている。

私はここで言うところの「ボーダーライン」という言葉は使用するが、ＤＳＭ‐Ⅳの「境界性パーソナリティ障害」の診断基準は人格障害として広すぎると感じているため、個人的にはほとんど使わない。治療者に対する激しい両極端な対人関係がみられ、それが治療構造を破壊する危険性を持続的に持つものとして、私は「ボーダーライン」を認識している。このような病態の特徴がみられてこそ、治療を病態に合わせて工夫しなくてはならないのである。

ところがしばしば解離＝「ボーダーライン」といった図式ができてしまっている。解離の患者は周囲に対して操作的であり、衝動的な問題行動を起こしやすいとか、また退行を促進する危険性があるためできるだけ入院は避けるべきだ、などと判断されたりすることもある。そのため医療スタッフは過剰に解離の患者を警戒したり、限界設定（limit setting）にこだわったりしかねない。このような認識が先に述べたような「解離はうちでは診られません」といった反応を引き起こすのであろう。

しかし実情はそうではない。解離の患者は「ボーダーライン」とは異なっている。解離の患者は「ボーダーライン」のように周囲に操作的ではない。周囲に対する攻撃性も少ない。治療構造の破壊もほとんどない。治療者に対する脱価値化と理想化の交代もほとんどない。治療者が逆転移に困惑するほど、治療関係が不安定になることもない。一定の枠組みがあれば、患者はむしろそれに入り込んでしまう。その枠組みは入院の構造であったり、治療方針であったり、あるいは治療者の眼差しであったり、さまざまである。もちろん解離性障害に「ボーダーライン」が併存することはあるが、その頻度は一般に思われているよりも少ない。「人格」や「パーソナリティ」といった言葉は、本人や家族にとって誤解がないように、なるべく狭く限定して使用したほうがよいし、その方が実情に沿っている。

次に解離の患者と「ボーダーライン」の患者の特徴を比較しながら描き出してみよう。これについては岡野[103]の論考も参考になる。すでに述べたように「ボーダーライン」の患者には、なによりも医療者側が提供する治療の枠組みを破壊するほどの激しい攻撃性と両価性がある。治療者に対する理想化は束の間のことであるし、治療初期から攻撃性があらゆる言動を通して表出される。もちろん患者の激しい攻撃性の裏には絶望感、空虚感、自責感、無力感など表出されない感情が潜んでいるのも確かである。この感情の突然の変化、交代を構造的に把握しておくことは治療に際してはきわめて重要である。さらに「ボーダーライン」患者では自傷行為よりも激しい自殺衝動を表明し、その訴えは執拗である。

それに対して、解離患者は他者よりも自己の領域へ、現実よりも空想の領域へと病理は傾いている[141]。「ボーダーライン」患者のように、現実の治療スタッフや治療者に執着し、他者に対する理想化と脱価値化を通して外界を破壊し、現実を変容させようとすることはしない。解離ではあくまで私の変容、すなわち私の来歴の空想的書き換えすなわち幻想化と同一性の変容が中心になっている。「ボーダーライン」患者が他責と自責の不安定な交代を特徴とするならば、解離は現実と空想の交代を特徴とする。現実の他者との関係にしがみつくことを通して救われたいと願うのが「ボーダーライン」患者であるが、解離の患者は現実の他者との関係は希薄であり、それにしがみつくことはしない。彼らは現実に自らを受け入れてくれる居場所を見いだせないでいる。解離の患者は自分に形を与えてくれ、私を包んでくれる対象、あるいはそのような場を経験することができないでいる。

このように解離患者は現実とのつながりが希薄である一方で、空想の世界へと遊離してゆく心性を持っている。解離の患者の多くにみられる空想傾向（fantasy proneness）はその現れの一つであろう。そのような空想への解放がじゅうぶんに叶わないとき、現実の世界と私を結び付けている身体にメスを入れて身体から解き放たれようとする。患者にとって心はあまりにも重い現実・身体に鎖でつながれているからである。しかし、空想や夢はいつも彼らを慰めてくれるばかりとは限らない。かつての痛みを想起させる悪夢から醒めようとして自らの身体を傷つけようとすることもある。

このように考えるならば、自傷行為は二つの意味を持っている。一つは苦痛に満ちた身体＝現実から解放され、空想的世界へと逃避しようとする試みである。もう一つは苦痛に満ちた悪夢から醒め、現実へと回帰することである。つまり現実と空想（ないしは夢）を切り離す手段として自傷がある。結局、彼らは現実にも夢にも安心していられる居場所がないのであろう。そのあいだを孤独の中で彷徨っているのである。

「ボーダーライン」患者にとって、権力的であれ自己中心的であれ、親は存在していた。自分を包む対象や場所を比較的はっきりとイメージできていた。しかし生育歴の中でそれを失ったか、今も喪失の怯えの中に彼らはいる。それが「ボーダーライン」を特徴付ける「見捨てられ不安」であろう。それに対して解離患者では、親も居場所も、私を包んでくれるものはそのイメージさえも希薄であるように思える。対象としての現実性は希薄になっている。

このように「ボーダーライン」には現実と関わっているという現実親和性が根底にある。それが行動への駆り立てや現実的な妄想親和性と関係している。それに対して解離では、現実の対象とのつながりは希薄であり、現実の中に自分の居場所を見つけられないでいる。そのゆえ空想や夢と親和的であり、そのことがまた幻覚との親和性を説明する。

また以上のことと関連するが、「ボーダーライン」患者は激しい愛と憎しみの両価性を時間的交代という形で治療者にぶつけてくるが、解離患者は治療者や周囲の他者の眼差しに同調しやすく、その眼差しによって強い影響を受ける。それはまるで催眠にかかっているかのようである。その一方でヴェールによって遮蔽された背後で、他者に同調している自分を別のところから冷静に眺めているもう一人の自分がいる。解離ではこのような空間的な二重性がある。つまり、「ボーダーライン」の患者は時間的に揺れ動きながらもあくまでも現実の他者とのつながりにこだわり続けるが、解離

表1　ボーダーライン心性と解離心性

ボーダーライン心性	解離心性
他者に向かう衝動	自己に向かう衝動
対象側の分裂	自己の切り離し
現実執着	現実遊離
他者に対する執着	他者とのつながりが希薄
見捨てられ不安	他者の接近不安
親との分離	親からの虐待
現実親和性	空想・夢親和性
行動の病理	意識の病理
妄想親和性	幻覚親和性
愛と憎しみ	同調と遮断
時間的二重性	空間的二重性

の患者は現実と関わっているようにみえる自分の背後に、現実とは別の世界から眺めているもう一人の私がいるのである。「ボーダーライン」心性と解離心性について表1に示す。

ＤＳＭ-Ⅳの境界性パーソナリティ障害の診断基準の一項目に、「(9)一過性のストレス関連性の妄想様観念または重篤な解離性症候」がある。つまり境界性パーソナリティ障害はストレス状況下で精神病様症状を呈することがあるが、その方向は二つの方向に分かれるのである。一つは現実にしがみつく妄想親和性の方向であり、さらに一つは現実を遊離した幻覚親和性の方向である。このことにも示されているように現代の境界性パーソナリティ障害は「ボーダーライン」心性と解離心性の二つの要素によって構成されていると言ってよいだろう。あるいは境界性パーソナリティ障害を「ボーダーライン」と解離の中間に位置するとも言えよう。このような二つの心性はそれぞれ境界性パーソナリティ障害で言われるところの「葛藤モデル」と「外傷モデル」に相当する。境界性パーソナリティ障害が疑われる患者では、ここでいう「ボーダーライン」心性と解離心性がそれぞれどの程度みられるのかについて評価しておくことは有益である。解離心性を特徴とする境界性パーソナリティ障害であっても、境界性パーソナリティ障害と操作的に診断されたがゆえに誤って「ボーダーライン」心性が高いケースとみなされることがあるので注意が必要である。
次に境界性パーソナリティ障害の入院治療について述べるが、これは「ボーダーライン」と解離の治療の原則をまとめたものである。

境界性パーソナリティ障害における入院治療

一般に、境界性パーソナリティ障害の患者が入院治療を必要とするのは、自己破壊的行動や他者に対する攻撃性、絶望感が激しく、患者を支える医療や家族の機能に限界がみられたりして、自他の安全性が脅かされるような状況があるからである。近年では境界性パーソナリティ障害の患者の長期入院治療の有効性が疑問視され、短期入院に限定することが多くなった。もちろん長期入院についてはその目的が共有され、治療の体制が整っていれば問題は少ないと思われるが、ここでは短期入院に絞って述べたい。

入院が必要と判断された場合にはすみやかに患者と入院治療について話し合うべきである。入院治療の目的と提供できる治療内容、その限界設定などについて前もって説明し、患者、家族、治療者の間で共有しておく。患者に安易で過剰な期待を持たせないようにする。閉鎖病棟、個室、保護室、場合によっては身体拘束などについても話題にしておく。もちろん外来では大雑把な意見の一致しか得られないこともしばしばであり、そのことで外来主治医と入院スタッフとの間の信頼関係が損なわれないように注意すべきである。

薬物の過量服薬や激しい自傷行為で緊急入院となった場合には、身体的に落ち着いた後、入院を継続するか否かを決定しなければならない。周囲との一時的なトラブルから緊急入院に至った場合にはそのまま退院となることが多く、状況によっては救急病棟からの退院もありうる。しかし、対象喪失のために孤立を深めたり、経済的破綻に追い込まれていたりする状況では退院後に自殺する危険性が高く、入院継続を検討する必要がある。

入院治療では集団生活に基づくルール、常識や倫理に対する認識が不可欠である。そのため集団生活の自由がどこまで許されるのか、限界設定が守られないならばどうなるのかなどについて話題に取り上げ、それらについて家族、患者、治療者の間で共有しておかなくてはならない。ケースによってはそのつど細かく設定しなくてはならないこともある。問題が起こった場合、最終的に誰がどのように方針を決定するのかについても明確にしておく。

入院形態については身体的な危険性が高い場合には医療保護入院が必要となるが、患者の入院希望が明確であり、それが妥当なものと判断された場合には、患者の自律性と責任を育むためにも任意入院が勧められる。しかし患者が強く入院を希望していても、それが一方的な要望であったり、そこになんらかの都合のよさや、ずるさが窺われたりする場合には入院の適応ではないことは当然である。

ボーダーラインと解離の枠組み

以上のことは境界性パーソナリティ障害の入院治療にあたっての原則であるが、もちろん患者の心性に合わせて柔軟に対処する必要がある。あまりに防衛的な対応はかえって治療者側の逆転移と結びつき、患者の攻撃性をかきたて、無用な対立関係を作り上げてしまう。

激しい攻撃性のため治療者との協調が難しく、「ボーダーライン」心性の目立つケースではこの枠組みが自分を強制的に縛る「拘束する衣」や「迫害する環境」に感じる。その点について治療者は共感的に言語化する必要がある。そして毅然とした態度で治療の目的と行動制限の意味を繰り返し説き、薬物治療も併用しながら、情動興奮や攻撃性が鎮まるまで待つ。あくまで身体までをも含めた患者の全体に注意を向け、保護し共感する姿勢が必要である。またつねに適切な距離感覚が必要であり、患者の過剰な距離の接近にはあっさりとした対応も必要である。[147]ときにユーモアも有効な処方となる。

行動制限に治療者側の逆転移の高まりが絡んでいれば、やはり治療は実を結ばないことを覚悟しなければならない。そのためにはスタッフ間の定期的なミーティングを開き、治療者側の共同性を回復してゆとりを持つ必要がある。治療スタッフの抱く孤立、絶望、万能感、恥などを、患者の病態理解にあらためて役立て、スタッフ全体の協調を図る。これらは「ハードな枠作り」と表現できるであろう。かつて「ボーダーライン」の患者がわれわれ治療者に突きつけたのは、「主治医と患者」という閉じられた二者関係の不安定性・危険性であり、それを保障する社会や共同性の脆弱性とその必要性であった。

解離心性が高いケースでは治療の枠を比較的受け入れ、入院することによって安定することが多い。患者たちにとって入院環境は「保護する衣」である。患者は入院の限界設定によって保護されているという安心感を得ることができ、入院治療は「抱える環境」として機能しやすい。入院の必要性と目的を説明することによって患者はそれに同意することは多い。解離心性の高い患者の治療では患者の安全性を保証し、しっかりと包み込むイメージを前面に出すことが有効であると思われる。これらの対応は「ボーダーライン」の「ハードな枠作り」の場合と比較してより「ソフトな枠作り」とみなすこともできよう。

入院に抵抗する交代人格の存在が疑われるときには、一度入院についてその人格と話し合っておく必要がある。入院時に人格が交代してトラブルが起きる可能性があるからである。ただしそれができない場合は、しっかりと患者に入院の必要性について伝え、治療者の言葉を交代人格も聴くように伝えておく。意外に交代人格もそれに同意するものである。

適切な薬物治療も必要である。入院治療は薬物の効果と副作用を判断できる絶好の機会である。もちろん解離の病態を薬物のみで治療することはできないが、有効な薬物を見いだしておくことは後の外来治療においても役立つ。「ボーダーライン」心性が目立つ症例では薬物の処方は攻撃性の軽減を目的とし、抗精神病薬や気分安定剤を使用する。攻撃性が高い時はブチロフェノン系の薬剤を処方することが多い。フェノチアジン系が奏効する時もあるが、ときに退行を促進するので注意する。解離心性が目立つ症例では強度の不安を軽減するために少量の抗精神病薬が奏効することがある。あくまで不安を鎮めることが目的であり、統合失調症の場合などのように幻聴や幻視などを標的にして大量に処方してはならない。

抗不安剤や睡眠薬、三環系抗うつ剤、選択的セロトニン再取り込み阻害薬（ＳＳＲＩ）については、効果と副作用（paradoxical reaction や activation syndrome、健忘など）に注意を払いながら慎重に処方する。患者の攻撃的な態度や衝動性が目立つ場合には、抗うつ薬の処方は控えるべきであるが、そこに絶望感や抑うつ気分が混入しており、強度の不安や解離症状がみられるときには三環系抗うつ薬やＳＳＲＩの処方が効果的なこともある。抗精神病薬が無効である場合にはこれらの薬剤を使用する価値はある。

高力価の抗精神病薬ではアカシジアや逆説的反応のため、かえって易怒性や不機嫌、不安などを増悪させることがある。また女性患者は体重が増加することには強い抵抗を示すため、そのような可能性がある薬剤の使用は控える必要がある。退院後にインターネットなどから情報を得て、それらの薬物を中断してしまうことも多いからである。

精神療法[95]については、「ボーダーライン」心性が目立つ症例、解離心性が目立つ症例ともに、支持的対応および患者に表出を促す表出的アプローチが望ましい。もちろん双方に「包み込む」ような枠作りは必要であるが、病態によってハードとソフトに分かれることはすでに述べたとおりである。これらは適宜組み合わせてバランスのとれた対応が必要である。

いずれにしても倫理・社会・共同性を治療関係の中に適度に取り入れ、ほどよく明確で、無理のない体制作りが重要である。境界性パーソナリティ障害の治療が従来の個人療法や精神分析的アプローチから認知療法、社会療法、弁証法的行動療法へと移行していった背景には、集団・共同体・社会などの三者関係が患者と治療者の二者関係の背後にあってそれを支えているという認識が関係しているであろう。社会の関心は、情緒から論理へ、二者関係から三者関係へと動いているようにみえる。しかし、それらは「包み込む」というニュアンスを保持してこそ治療的になりうることを強調したい。

第3章　交代人格の治療論――「包む」ことと「つながり」

本章では交代人格に対する自分なりの治療についてまとめてみたい。これまで述べてきた解離の主観的体験とその構造理解を背景とした、試行錯誤のなかでの対処法である。私は精神分析や特定の流派の精神療法を行っているわけではないし、外来治療においても面接時間はせいぜい一〇分から多くて二〇分である。状態によってはそれ以上の時間を割くこともあるが、ごく一般的な外来治療を行っていると言えよう。このような治療状況の中で解離の患者をなんとか回復へと向けたいと努力してきたが、現状では必ずしも満足がいくようなものとなっていない。それでも経験を形としてまとめていくことに幾分かの意味はあるかとは思う。

ここで述べる以外にも解離性障害については実際に多くの技法が報告されており、私よりずっとうまく治療している臨床家も多く存在するであろう。しかし私が違和や無理を感じたり理解困難と感じたりした治療法ではいずれ患者にしわ寄せが行くことが予想されたため、できる限り自然体でできる治療的接近を求めてきた。

治療論は病態構造の理解があってこそ説得力を持つと思う。病態構造の解明と治療的対処は車の両輪のような関係にある。もちろん病態をそれほど把握していなくても治療がうまい医療者はいないわけではない。しかし患者が自らの体験について納得できるように説明しながら治療を進めていくことができれば、治療はより無理のない流れとなるであろう。

心を包むもの

私が解離患者の治療において重視していることは「包むこと」である。「包むこと」は多くの精神疾患の治療においても重要であるが、とりわけ解離の病態において中核的な意義を持つ。一般的に「包むこと」といえばビオンBion, W.R. のContainingやウィニコットWinnicott, D.W. のHoldingなどの概念がすぐさま連想されるだろう。しかし私の考える包むことというのはこれらと関係があるものの同じではない。

ContainingやHoldingは治療者と患者という二者関係での概念であり、治療者が患者をcontainingするとかholdingするといった機能に焦点があてられているが、ここでいう「包むこと」は必ずしもそういうことではなく、もっと広い意味にわたっている。

私の成立は、そもそもの起源から、包まれていることと切り離すことができない。魂は包まれていることなくして基本的な安心感を得ることもできないだろうし、同一性も獲得することはできない。そのためわれわれは原初から自分を包むものを求めてきた。私を「包むもの」にはさまざまなものがある。ヒトは生まれた時からさまざまなものに包まれて生きてきた。乳児は毛布に包まれ、両親によって抱かれてきた。いや、生まれる以前からヒトは子宮によってすでに包まれていた。細胞は細胞膜によって包まれ、脳は脳膜によって包まれ、身体は皮膚によって包まれ、さらに身体は衣服によって包まれている。人はさまざまな世界によって包まれている。家族によって包まれ、家族は共同体によって、国民は国境に包まれ、地球は大気圏によって包まれている。このようにおよそ命あるものは入れ子状に何ものかによって包まれていると言っても過言ではない。

ヒトの心はものによって包まれているばかりではない。ヒトの心は他者の心によって包まれることもあれば、場所の心に包まれることもある。さらには空想的な世界によって包まれ、さらには日常的な仮面によっても包まれている。「包むもの」によってヒトは一定の居場所を得て、居心地がよく安心することができる。そのうえでヒトは徐々にその外へと眼を向けていく。「包むもの」を持たない心は形を欠いた内容のようなものである。心はつねに形を求めている。あるいは形なくして心は存在しえない。

ここでは「包むもの」をあまりに広い範囲で考えてしまう危険を避けて、解離の治療を扱う前提として心を「包むもの」になるべく絞って論じてみたい。表1を参照していただきたい。さしあたって心を「包むもの」を分類してみよう。

まず一つは空間的に客観的に存在して、私を包んでいるものがある。自然、自己身体、家族、地域、他者の存在などさまざまなものが私を囲んでおり、居場所を作り出している。ここでの「包むもの」は大きく分けて四つに分けられる。

第一にあげられるのは社会的な場所であり、個人の社会的同一性の基盤となっている。国家、地域社会、学校、会社など公共性を持った場所である。これら共同体は国境や県境、会社や学校の内と外などのように、何らかの境界を持っている。第二は家庭という場所である。家庭の内は外とは異なった寛いだ場であり、ときに性愛の場となる。いわばプライベートな空間であり、住宅境界（Wohngrenzen）によって囲まれた居場所である。第三は、身体という私の居場所であり容器である。私は身体によって包まれているという実感は多かれ少なかれ万人に共通しているであろう。「心がどこにあると感じられるか」と問われると、多くの人が「頭の中」とか「胸の内」などと答える。これらの場はすべてそれぞれの歴史を持った居場所でもあり、ある程度の持続性と馴染みの感覚を持つ内の空間である。第四は他者であり、その心である。それによって作られる場所であり、たいていは甘えや依存の対象としての他者との関係によって作り出される場所である。第五は神である。超越的な神は人の心を支え、包み込むものである。これは外部に客観的に存在するものではないが、他者の心の延長としてここでは捉えておく。

次に、このような空間的、実体的な「包むもの」とは異なった「包むも

表１　私を包むもの

外部空間にあって私を包むもの
1．社会
2．家庭
3．身体
4．他者の心
5．神
想像的に私を包むもの
1．仮面
2．空想的ヴェール

の」がある。心を想像的に包むものは外部空間にあるものではなく私が想像的に作り出したものである。それは内にありながら外にあって私を包むものであり、これはさしあたって二つに分けられる。

一つは社会的状況でみられる仮面である。われわれは社会における役割や同一性、来歴をもってこの世界で生きている。仮面はそのような社会での役割と来歴を象徴している。外部からの刺激を遮断する社会的衣服であり、外部の刺激から守るための盾や鎧である一方、世界を生き抜くための私の図式、様式でもある。

二つはすっぽりと心を包み込む空想的ヴェールである[142,143,161]。元来、仮面は社会での役割、舞台における役割としてのペルソナにとどまらず、現実とは異なった別の世界からの人格を映しだす面や場所であった。また異界から来訪する霊的存在が顕現する場所でもあった。このように仮面は日常的同一性の象徴・図式であると同時に、非日常性を招き入れ、それを映しだすヴェールという二重の機能を持っていた[142]。仮面は日常性によって覆う面であるとともに、非日常性が立ち現れる場所でもあった。

仮面が現実世界の昼の面であるならば、ヴェールは現実世界の外の空想世界を映しだす夜のとばりであろう。ヴェールによって囲まれた暗い空間には、眠りを背景として夢が展開するように空想的世界が映しだされる。それが自分の想像であると自覚されているときもあれば、気づかれることのない背後存在が、まるで映画館における映写機のように、眼前に広がるヴェールに映しだした映像でもある。

対人過敏症状にみられるように、解離患者の多くは基本的に人に対する怯えの意識がある。このことは幼少時から愛着関係を形成することができなかったことに由来するのであろう。一見他者との関係はうまくいっているようにみえても、それはあくまで表面上のことであり、その背後には明らかに孤立する恐れや嫌われるのではないかという怯えがある。強いられた同調的関係形成（＝「過剰同調性」）によってかろうじて現実世界にしがみついている。このことは家庭の外でも内でも同様である。多くの患者は幼少時から親の気持ちを先取りして迷惑をかけないようにするいわゆる「いい子」であった。家庭内に葛藤や対立がある場合には、それが表面化しないように気を遣う。波風が立つことを恐れている。彼女たちにとってこの世界はいつ何時恐れていたことが起こるかもしれない緊張に満ちた世界である。安心して落ち着ける居場所を見つけられず、じゅうぶんに包まれているという体験をすることがなかった。周囲に包まれることを求めながらも、それが満たされることがない。そのために自らのまわりにヴェールを張りめぐらせ、空想の世界を想い描く。そこは彼女たちにとってもうひとつの安心できる居場所でもある。

次は解離性同一性障害と診断された二五歳女性アザミが幼少時を想い出して語った言葉である。

小さい時から心の中に避難場所があった。苦しい時に「ここにいちゃいけない」と思うと、頭の中で「気持ちいい」と思うところへ飛んだりしていた。嫌なことがあるといつもそこに行っていた。お花畑とか、ローマの宮殿とか、開放的で月が綺麗なところへ行っていた。体が軽くなって上がっていく感じ。私は人と話してストレスを解消できないので、普段は自分の中でそういう場所があった。

空想的世界は、現実の世界に安心できる居場所を見つけられなかった患者がかろうじて作り出した避難できる居場所である。解離の人々はこのように空想的避難場所を心にありありと描くことができる。このことは治療的にも重要であり、オークランダー Oaklander, V. は心の中に安心できる場所を思い描くことを推奨している[101]。

外傷と二つの私

人に対する怯えは両親の不仲、親からの拒絶、家族の中の世代間の確執、性的虐待、イジメなどさまざまな外傷記憶と関係しているであろう。これらの体験は幼い彼女たちが自ら抱えようとしても、抱えきれなかった体験の記憶である。事実、抱え込めないほどの大きな外傷があったであろうし、自らが過剰に背負いすぎることもあったであろう。いずれにせよ「ひとりで抱えることができないような体験を、ひとりで抱え込まざるをえない状況」があった。なかでも性的虐待はその点でもっとも際立っている。

実際に虐待が起こると、虐待を被ったり世界に怯えたりしている私を残したまま、もう一人の断片化した私が現実世界から分離する。それは生き延びるためのやむをえない手段でもあった。換言すれば、「犠牲者としての私」を現実世界に残したまま、「生存者としての私」は別の世界（多くは背後空間）へと逃避するのである。このことは虐待による打撃を全人格へと波及させないための防衛となっている。

外傷・虐待が一旦終息すると、今度は遊離していた「生存者としての私」がふたたび現実の世界へと帰還してくる。それとともに現実世界に残されていた「犠牲者としての私」は「生存者としての私」と交代するかのように今度は現実世界から背後空間へと移動する。

解離における空間的変容では自らの同一性を保ったままでの分離と交代がみられたが、「犠牲者としての私」は外傷記憶を一人で抱え込むため、結果的に「生存者としての私」は外傷記憶を忘却することになる。これによって空間的変容は時間的変容へと構造的に移行する。

空想的ヴェールと外傷記憶

交代人格の中には過去の虐待の記憶を抱えたまま殻の中に閉じこもっている犠牲者人格がいる。その殻は過去の記憶を素材として展開する夢のような幻想空間である。外傷記憶を抱え込んでいる犠牲者人格は背後空間にあって空想的ヴェールに包まれている。その膜はリンディらの外傷皮膜（trauma membrane）にも通じている。

以下にあげるのは先ほどの女性患者アザミの語った内容である。主人格と交代人格のエリという人格との交流が始まった頃のことである。

エリの恐怖は壮絶なもので、最近彼女と会ったとき、彼女はバラバラの死体だらけの薄暗い家に住んでいました。私が（背後空間に）引っ込んでいる時、たまにこのバラバラ死体だらけの部屋に迷い込みます。人間の血だらけのパーツだけが落ちている身の毛もよだつような暗い光景です。血の匂いが忘れられません。彼女は家の外に出ると透明で周りには見えないそうで、その家しか居場所がないんです。バラバラ死体の家の中で誰ともコミュニケーションをとれないので、本当にひとりぼっちです。私が一緒に行動しているとき、彼女の広い家の中では私のほうが半透明で彼女はクッキリしています。家の中では、感触はハッキリしていて、ドロッとした生温かい血の固まりが降って来たり、ぐちゃぐちゃになった頭が転がってきたり……あそこは恐怖のかたまりです。不思議なことに、家の中には神社があります。その神社にお参りに行ったことがありますが、そこでお参りすると、さらに頭からバラバラになった頭が降ってきたり、新たに死体が増えているのです……。気持ちの悪いお話ですみません。ただ、彼女は酷い場所に住んでいて、あんな場所ではまともな思考回路は働きません。

アザミは交代人格エリと交流して「シンクロ」するようになり、当初治療者には否定していた親からの虐待、クラスメイトからのイジメ、さらには性的外傷体験をしだいに想起し、徐々に回復していった。このエリという交代人格は過去の虐待をひとりで抱え込んでおり、自ら作り上げた悪夢のような幻想的世界に住んでいたのである。彼女が語る「薄暗い家」はまさに空想的ヴェールである。

このように治療において鍵となる交代人格は、苦悩の体験をひとりで抱え込んでいる自己犠牲的で身代わり的な存在であることが多い。交代人格のそれぞれに部屋があるという話はよく聞かれる。狭い暗い空間や部屋の隅などでじっと座っている人格を感じるケースも多い。交代人格のそれぞれが狭い閉じられた空間の中にいるというイメージは共通してみられ、これは空想的ヴェールの象徴的表現である。

しかし断片化した魂は必ずしもこのような凄惨な世界に包まれているわけではない。二二歳の解離性同一性障害と診断された女性患者はストレス状況に晒されると、逃避的に白い部屋の中に吸い込まれることがあるという。これは「外傷記憶を忘却している私」（＝「生存者としての私」）が背後空間に移動したときのシェルターとしての空想的ヴェールである。

しんどくなった時に逃げる白い部屋がある。その部屋はずっと昔からあった。気がつくとドアのところに自分が立っている。ベッドがあって、窓があって、そこには白いレースのカーテンがある。植木鉢や本棚もある。シーツも触れるし、その部屋で私はいつも本を読んでいる。その空間はあるとしかいいようがない。ベッドの上に寝転がってひとりで本を読んでいる。そこにいると守られている感じがする。安心できる部屋。もうダメだという限度がある。そうなると誰かが来てくれて、私は体から押し出されて、白い部屋に行くんです。私が白い部屋にいる時は別の誰かが代わりに行動してくれている。その白い部屋から出て別の部屋に行くと私を守ってくれる多くの友達に会うことができる。

このような体験は、当然のことながら、統合失調症の妄想とは大きく異なっている。体験を確信しているのではなく、まるで夢か現実か分からないものとして体験している。

典型的な交代人格では空想的ヴェールが閉ざされていることが多いが、時間的変容と空間的変容との中間状態では空想的ヴェールに隙間が開いていることがある。次の症例は特定不能の解離性障害と診断された四〇歳女性の体験である。空想的ヴェールの隙間がドアやカーテンの隙間と重なっているのがわかる。

自分がごろごろと寝ていると、背中越しにドアやカーテンの隙間から自分を見ている自分の視線を感じる。周りの見え方はまるでその場所に立った時と同じです。ドアの向こうから心配そうにうしろから自分を見ている。頭のどこかに私のうしろから見ている気持ちがある。それは父親の暴力に怯えている小さい時の自分のようです。当時の気持ちで私を見ている。自分が見られていると感じるけど、次の瞬間には幼い時の自分になって自分のうしろ姿を不安な気持ちで見ている。憂うつな顔をしている。そこから自分の体にふっと戻る。するとちょっとのことで非常にイライラする。天井の隙間からその自分が見ていることもある。

この体験は現在の自分と過去の自分が隙間を通してつながっている。背後に位置づけられる過去の表象空間が現在の知覚空間と重なっており、空間的変容と時間的変容の中間形態であるといえよう。空想的ヴェールに包まれた「外傷記憶を抱え込んでいる私」（＝「犠牲者としての私」）がドアやカーテンの隙間から現在の「外傷記憶を忘却している私」

（＝「生存者としての私」）を見ているのである。

ここに気配過敏症状との類似性をみることは容易であろう。気配過敏症状ではカーテンやドアの隙間から他者の視線を感じることが多いことを想い出していただきたい。

多くの解離の患者はこのように現在に生きているとともに過去にも生きている。第Ｉ部の症例Ｋが語ったように、患者にとって過去は過去にはなっていないのである。

「身代わり」としての交代人格

背後の空間にはかつての虐待の記憶をひとりで包み込んでいる犠牲者人格がいる。このような人格は「生存者としての私」にとっていわば身代わりの役割をしている。交代人格の起源のひとつにこの身代わりをみることができる。危機に陥った共同体が生き延びるために身代わりの山羊（scapegoat）を作り出すのと同じように、個人においても心の一部分を犠牲にして危機状況を乗り切ることがある。解離において心は個としての凝集性が減弱化しており、あたかも共同体ないしは集合体のような動きをすることがある。

虐待から交代人格の発生までをたどってみよう。まず危機的な状況が私に襲いかかる。私はそのような事態を回避し、秩序を回復するためにある種の防衛を発動させる。危機的事態を受けるのを私の一部分に身代わりとして限定し、それを切り離すことによって私は生体としての秩序を回復しようとする。身代わり部分は外傷の記憶を刻みつけられるとともに、日常的な時間・空間の流れから切り離され、外傷記憶は癒されることなくそこに凍結される。生き残った部分は自らの後ろめたさを防衛するために、身代わり部分が外傷の事態を招いたという認識を強化し、また身代わり人格自身もそのように信じ込むようになる。罪悪感の発生である。このように虐待や外傷という事態に対して自らの心を切り離し、その原因の多くを自らの魂の一部に押し付けることによって生き延びようとする。これが「生存者としての私」と「犠牲者としての私」の発生する原的光景である。

切り離された「犠牲者としての私」は外傷記憶をひとりで抱え込み、交代人格の核となる。「生存者としての私」はその外傷の出来事を当事者ではなく観察者として記憶する。そこには「犠牲者としての私」が抱え込んでいる苦痛はない。

「犠牲者としての私」から発展した交代人格はさまざまな感情を抱え込んでいる。幼い子ども人格はイジメや虐待のために孤独にさらされ、愛着欲求を満たすことができなかった。その結果、甘えの欲求とともに怨みを募らせるようになる。別の交代人格は虐待がある度に現実世界へ呼び出され、あたかも虐待を受ける役割を押し付けられているように感じ、強い苛立ちを感じている。攻撃的な迫害者人格は過去の凄惨な外傷記憶から怨みを募らせ、「生存者としての私」に対して強い攻撃性を秘めている。また外傷体験を自ら招いたという罪悪感や絶望感に打ちひしがれ、強い自殺願望を持っている交代人格もいる。これらの交代人格の起源は「犠牲者としての私」と考えることができる。

交代人格を抱きしめる

交代人格の多くは共通して身代りという属性を持っているがゆえに、本来患者にとって感謝されるべき存在としてある。「生存者としての私」は、苦悩が人格全体に波及しないように、身代わり人格がひとりで辛い体験を抱え込んでくれていたことをねぎらい、生き延びたという自らの負い目を解消する必要がある。治療者は「身代わり人格のおかげで患者が生き延びてこられた」という理解を患者に言葉で伝える必要がある。この言葉を聞いて患者の中で身代り人格が動き始める。身代り人格はその存在意義を認められ、苦悩の記憶を全体で分かち合う可能性へと眼を開く。これにより止まっていた時間が動き出す。このようにして身代わり人格はみずからの尊厳を回復し、誤った罪悪感を解消する必要がある。

交代人格は周囲が向ける眼差しによって大きく変容する。愛着欲求の強い子ども人格ならば、身近な家族や恋人が子ども人格と一緒に遊んだり、話をしたりすることもよい。その際に過剰な依存的関係にならないよう、一定の時間的枠組みを決めて行うのがよい。家族ならば就寝前の時間を利用する。このようにして周囲の者が身代わり人格、つまり「犠牲者としての私」の魂を包み込んであげることが必要である。

次の症例は年齢が異なった幼少時の自分が交代人格として体内に存在していた二一歳の女性例である。先に交代人格は家や部屋の中にいることが多いと述べたが、このように体内に位置づけられることもある。空想的ヴェールとは心的空間における魂を包む居場所であり、家や身体などに譬えられることが多い。この症例は、五歳頃から多彩な身体症状、抑うつ気分、大量服薬、自傷行為などがみられ、閉鎖病棟に入院することもあった。治療が中盤にさしかかった時の患者の言葉を以下にあげる。

自分の中にいる五歳の子が「あの時は寂しかったよ」と言ってくる。「そうだったよね」と私は言う。心の中で「身代わりになってくれてありがとうね」と私が言うと、その子の姿が見える。脳の中にその情景が浮かぶ。その時の私がいる。真っ暗な中でポツンと背中を自分に向けている。その時の私が泣くんです。その私が泣くから、私も一緒に泣くんです。母親の前で子どもの人格が出てくる。お風呂に母親といつも一緒に入っている。両親と川の字で寝ている。お父さんが寝る時に手をつないでくれるので嬉しい。五歳くらいの私が「お母さん、お母さん」と呼ぶ。お母さんが隣で寝ているのでそのことを言ったら、お母さんは抱きしめてくれた。五歳の子が「寂しかった」というので、「寂しかったよね」と返してあげる。五歳とか一八歳の私が暗闇の中にひとりでいるのが見える。それで私もそこに行ってその子たちを包んで抱きしめてあげる。一八歳の私も辛かったというので、私が「辛かったね」と気持ちをわかってあげる。私の中に包んであげる。

この症例では家族も治療に熱心に取り組んだこともあり比較的すみやかに軽快した。現実のこの世界に交代人格が出てきて母親や父親に包まれる体験について語っているが、その一方で患者本人が交代人格のところに「行って包んであげる」ことについて語っている。自らが自らを包み込むのである。「犠牲者としての私」があらためて他者や自分自身に包まれることによって、辛かったときの記憶をひとりで抱え込む必要がなくなっていく。

交代人格は背後世界にとどまっていてこの世界になかなか出てこないこともある。多くは過去に心の傷を受けており、以来、他者とのつながりを断って自らの心的膜の中に閉じこもっている。このことは交代人格が「浮かばれない死者の霊」と類似していることを示している。

祀りと供養

日本人の心に仏教以前から存在し、現在まで綿々と受け継がれている他界観の特徴として以下のようなことが指摘されている。「あの世」がはるか彼方にあるのではなく「この世」の近くにあること、恨みや未練を持つ死者は残された遺族の何らかの方法によって「あの世」へ安らかに行けること、「あの世」へ行った死者が「この世」に生まれ変わる可能性があることなどが指摘されている。

「この世」を現実世界、「あの世」を背後世界、死霊を交代人格と読み換えれば、これらは解離の体験世界にきわめて類似していることがわかる。交代人格とはこの現実の世界にはまれにしか出現せず、背後の世界に「浮かばれない」状態で漂っている死霊にも似た存在である。日本人は、怨みをもって浮かばれずもがき苦しんでいる霊と交流し、供養によってそれを救済することをよしとしてきた。供養とは仏教用語の pujana の訳語であり、花や薫香などの供物を捧げて、仏・法・僧の三宝や死者の霊に敬意を表し、回向することとされているが、仏教以前にも死者の祟りを恐れて、その霊を祀ることがなされてきたといわれている(42)。

それに対して西洋では、キリスト教における悪魔祓いに見られるように、恨む死霊や悪霊は力によって追い払うという要素が前面に出ている。もちろん死者や犠牲者、神なる者に対して何かを捧げるという風習は西洋においてもみられるが、攻撃性を持っている霊についてはそれがたとえ強大な存在であっても、神の御名のもとに徹底的に排除し、容赦なく切り捨てるのが慣例である。日本における穢れを祓うという行為に、西洋の切り捨てに通じる要素を見ることもできるが、それでもやはり日本人は霊の祟りを恐れ、その霊を神として祀り、供養をするという心性が優位であったと言えよう。

次の症例は前述のアザミであるが、前の症例にみられた「行って包んであげる」ことについて詳しく述べている。

突然よく分からない感情が出てきて苦しくなることがある。たとえば、突然、不安な感情が出てきて電車に乗れなくなることがある。私にはそれぞれの感情に場所があると感じられる。私はそこの場所へ行って、その感情と話をして、解決をして、その心を吸収する。そうすると電車に乗れるようになるんです。こういうことは一年くらい前からできるようになってきた。自分の中の何かに話しかけて、その感情の場所へ行く。そして「どうしてそうなのか」といった話をする。そしてそこに何かを分け与えてあげる。浸透するように足りないものを補うんです。すると楽になる。訓練すればいいと思う。苦しい場所とか苦しい人がいるので、そこへ私がお土産を持っていくんです。

ここで言われている場所とは患者自身の心的空間の中の場であり、感情の場であり、交代人格の場である。当初、患者は交代人格とほとんど交流することができなかったが、しだいにそれが可能になっていった。彼女が分け与えるものとは自分の中のエネルギーであり、包み込む心である。お土産とはアイス語で「ミアンゲ」であり、「身を上げる（提供する）」ことを意味するという説がある。(156) ここには交代人格と患者がお互いにその身を通い合わせるさまを窺うことができる。「ミアンゲ」とは霊魂の一部であり、それの容れ物である。「身代わり」となった魂は誰かによって包まれる必要がある。外傷記憶はひとりで抱え込むのではなく、その痛みの記憶は皆で共有するべきである。「身代わり」になってくれた存在に身を通い合わせ、包むことが必要である。

古代より、先祖の霊や死人の霊はときに現世に生きる者に祟って、さまざまな災厄を起こさせるものと信じられてきた。そのような祟る霊であっても、それらを祀ったり供養したりすることによって守護霊や守護神などの存在に変容させることは、長い間日本人が行ってきたことであった。このようなことは沖縄のユタなどさまざまなシャーマンの成巫過程にも窺うことができる。たとえ迫害的交代人格であっても、治療者の眼差しによって守護的存在へと変化させることができるのである。そもそも解離性障害の患者は他者の眼差しに大きく影響を受けることが多く，他者の眼差しが作る自己イメージへと容易に没入する傾向がある。身代りとしての交代人格は，治療者の眼差しのもとで自らが救済者としての存在意義を見いだすことによって尊厳を取り戻し，人格全体へと拡散していくことができるようになる。

二種類の天使

フェレンツィ Ferenczi,S. は患者が性的外傷における攻撃者に同一化し，それを取り入れることについて語っている。[26] それは外界変容的（alloplastic）ではなく，自己変容的（autoplastic）に反応することである。[25] このことは攻撃者を交代人格として自分の中に取り込むということを意味しているのではない。「攻撃者の意思に服従させ，攻撃者のあらゆる欲望の動きを汲み取り，それに従わせ，自らを忘れ去って攻撃者に完全に同一化」してしまうのである。[26] つまり，攻撃者に過剰に合わせ，自らを捧げてしまうのであって，攻撃者の人格をそのまま交代人格として取り入れることではない。

ではフェレンツィは外傷と人格の分裂についてどのように考えていたのであろうか。症例 R.N. すなわち幼少時に性的外傷を受けたエリザベス・サヴァーンに現れたオルファと名づけられた守護天使の経験から，フェレンツィは以下のように述べている。[25]

自己分裂 self-splitting の過程における驚くべき，しかし一般的に妥当するように見える事実は，耐えられない対象関係の自己愛的なものへの突然の変換である。すべての神に見捨てられた人間は，現実をすっかりすり抜け，地上の重力に妨げられずしたいことは何でも達成できる別世界を自ら創造する。愛されてこず，傷めつけられさえしてきたため，彼は自身から一片を切り離し，その部分が，頼りになり情愛のあるたいていは母のような世話人の形で，人格の苦しめられた残部を憐れみ，それを世話し，それのために決断してくれる。このすべてが，もっとも大きな英知，もっとも透徹した知性によってなされる。それは知性と善意そのものであり，いわゆる守護天使 guadian angel である。この天使は苦しんでいるあるいは殺害された子どもを外から見て（ということは，彼は「破裂」の過程でその人物からいわば外に脱出したに違いない），助けを求めて全宇宙をさまよったり，他の

方法では救われない子どものために空想を作り出したりする。（『精神分析への最後の貢献』[26]、訳を一部改変）

守護天使とは外傷による自己分裂の過程で現れる患者自身の人格の自己保存的部分である。フェレンツィは守護天使オルファのことを生命維持を何よりも優先する存在であるとみなしている。守護天使は患者の頭部に開いた想像上の穴から外部の、星の輝く夜空に舞い上がる。「人格の苦しめられた残部」である「犠牲者としての私」を憐れみ、背後から支え、世話し、決断し、願望充足的幻覚を生み出す。あたかも切り刻まれ、断片化したオシリスを再生させるイシスのように、守護天使は「犠牲者としての私」にヴェールを被せ、甦らせるのである。

われわれの文脈で言えば、守護天使は「犠牲者としての私」を「この世」に置き去りにして外へと脱出した「生存者としての私」に起源を持つ。すでに見たように「生存者としての私」は「犠牲者としての私」を包み、供養することによって救済すべき存在である。「犠牲者としての私」は自らが「生存者としての私」の身代わりとなっていたが、「生存者としての私」こそ、最終的に「犠牲者としての私」を救済すべき存在であったのだ。このようにみると「犠牲者としての私」と「生存者としての私」は互いに相手を支え、救済するという関係にあることがわかる。

古代エジプトでは人は三つの部分から成り立っていると考えられた。肉体とバー BA とカー Ka である。人間が死ぬとバーとカーはともに体を抜け出して飛び回ることができる。バーは体を動かす生命力である。カーは自分が戻るべき場所がないと存在できないため、死後も肉体はミイラとして保存されなければならなかった。カーは生命力の結集されたもの、あるいはその持ち主を導き守るもの、第二の存在、分身（double）などと称されていた。このようにみると、カーは構造的に「生存者としての私」、「守護天使」に類似しており、人の背後に位置する魂の影であり形であることがわかる。

ダハシュールのホル・アウイブラー王の木像（前一七九〇年頃）の頭部にはカーのヒエログリフ（聖刻文字）が乗っている。それはまるで何かを抱え、包み込むような形をしている。カーは肉体に包まれている存在であるが、それとと

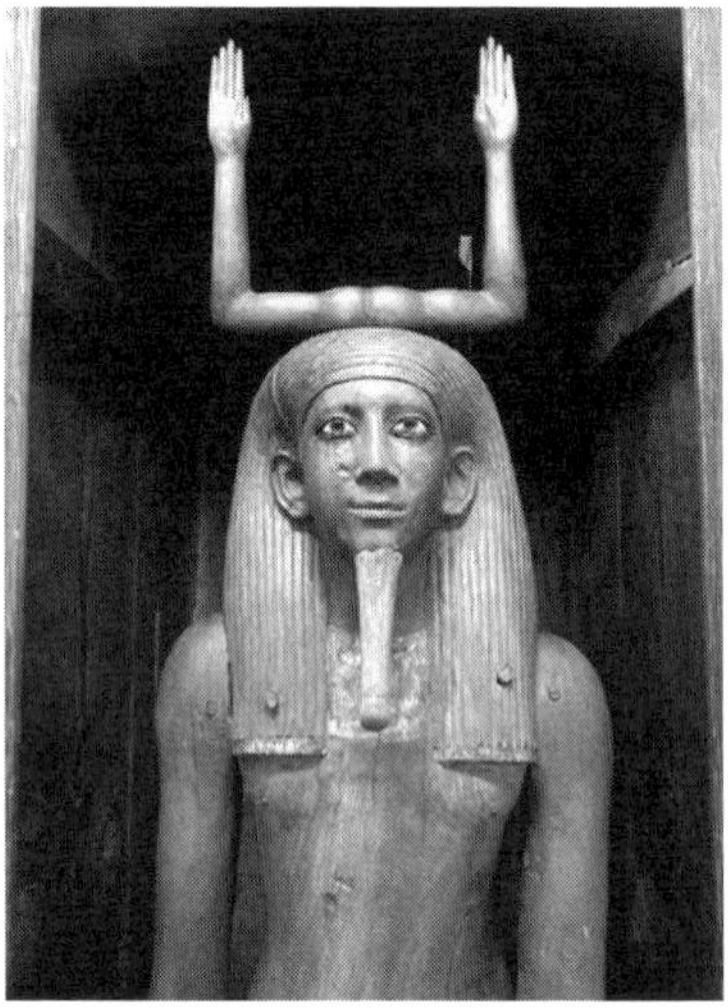

図 1　ホル・アウイブラー王の木像
エジプト美術館（カイロ）
http://www.sacred-destinations.com/egypt/cairo-egyptian-museum

もに「包む」働きをする魂の形でもある。つまり、分身であるカーは、死に際して、肉体から抜け出した魂であるが、それこそ「包む」機能を持つものとしてある。

これまでの流れを簡単にまとめてみよう。身代わりとしての私は外傷体験をひとりで抱え込んだ。それは「生存者としての私」を救うために一時的には有効であったが、結果的に解離という病理を招くことにもなった。「ひとりで抱え込む」ことは「犠牲者としての私」が人格全体から切り離されることであるが、「生存者としての私」にはこの切り離しによって自らが生き延びられたことに対する後ろめたさがある。そこで、「犠牲者としての私」は「生存者としての私」によって「包まれる」ことによって、あらためて切り離しを解消し、救済されねばならない。

しかし、この「包む」ことは身代わりをすることでもなく、世話をすることでも、ただ優しく包むことでもない。交代人格には「身代わりの身代わり」とでもいうべき関係がしばしばみられる。ある交代人格が窮地に追い込まれると、その交代人格を救うかのように別の人格が交代して出現するのである。そのような身代わりの反復は決して救済には結びつかない。これでは身代わりが習慣化されるだけであり、人格の広がりと厚みを獲得していくことはできない。ボスは尽力的顧慮（einspringende Fürsorge）と垂範的顧慮（vorausspringende Fürsorge）という二つの極について述べている[7]が、尽力的顧慮は身代わりという関係に通じている。

供養とは死者の霊に対して残された遺族が敬意を表し、日常生活において仏教的な徳を積むなどによって霊を救済することであった。もちろんそこには霊が生者の身代わりになるということはない。

患者には次のように説明する。「あなたの中には浮かばれない身代わり天使が存在する。彼らが過去の外傷記憶を抱え込んでくれたおかげで今の自分が存在する。だからそのことに感謝し、彼らを労う気持ちを持つ必要がある。そしてあなたは現実生活の中で自ら責任をもって主体的に行動すべきである。このためには、あなたは一者でなくてはならない。だから交代や身代わりということは治療のためには控えなくてはいけない。もちろん危急的事態では例外もありうる。守護天使もまた身代わりによって事態に対処するのではなく、背後から患者を支え、助言する存在にとどまるべきである。それによってあなたは主体性を獲得し、自らの人格を成長させることができる。」

このように交代人格としての天使は二種類に分けられる。「犠牲者としての私」は身代わり天使になる。この天使に対しては感謝し、供養する必要がある。もう一つの天使は「生存者としての私」に由来する守護天使である。守護天使は身代わりになるのではなく、背後から患者を支持し、助言すべきである。守護天使は現実の目の前の人によって、いずれは取って代わられねばならないだろう。そのようにして患者は現実へと戻っていくのである。

むすび（産霊）――「包む」ことと「つながり」

我々は霊魂は一つと考えるが、古代人の信仰からすると、霊魂は無限に人に這入ると思っていた様である。抽象的であるから這入らないことはないが、殊に天皇の御體には、如何程多くの霊が這入っているか考えられないほど這入っていると信じていた様である。場合によっては少なく、場合によっては沢山ある様に考えられるのである。

これは折口信夫の「古代人の信仰」からの引用である。(106) 霊魂は各人に一つではなく、複数個入っているという考えは、神道を中心として、我が国では古くからみられた。折口によれば、霊魂は外から体に入ってきたり、そこで分かれたり、殖えたり、外へ出ていく。日本人は古代より肉体は魂の仮の宿としてとらえ、魂は浮かれやすく、あくがれやすいものと考えてきた。常習的に魂が離脱する病は「かげのわづらひ」などと言われてきた。魂に対するこのような見方は解離と類似しているところがあり、解離が原初の意識といかに近縁であるかを示している。

外へと離れやすい魂を体内に鎮めようとするのが魂鎮（たましず）め、すなわち鎮魂である。ここで言う鎮魂とは、供養、慰霊、レクイエムのような、死者の魂が平安のうちにあることを祈ることではない。鎮魂についてはさまざまな説があるが、折口は内在化していた魂が肉体から離れてしまわないように、体内に密着せしめようとする働きを重視していた。折口は次のように述べている。[106]

生物の根本になるたまがあるが、それが理想的な形に入れられると、その物質も生命を持ち、物質も大きくなり、霊魂も大きく発達する。その霊《タマ》が働くことが出来、その術をむすぶというのだ。むすぶは霊魂を物に密着させることになる。霊魂をものの中に入れて、それが育つような術を行うことだ。
（「神道宗教化の意義」）

鎮魂は産霊（むすび）と密接に関連している。産霊（むすび）の「むす」は「産《む》す」・「生《む》す」の意味であり、「ひ」は霊力のことである。産霊は神の恵みや働きである天地万物を産みだす生命の力であり、生成力であり、産出力である。これには本来「結び」の意味はないが、のちにこの産霊（むすび）に「結び」の意味、信仰が加わったとされる。

津城は鎮魂と産霊との関係を次のように簡潔にまとめている。[154]

霊魂が身体に附着してきたり、体内で増殖したり分割して外に出たりするという霊魂信仰があり、またそうした霊魂の運動を起こすよう機能する神の技術、あるいは機能そのものがあるという「産霊」の信仰があった。そしてその信仰にもとづき人間の側でさまざまな手段を講じて行なう呪術があり、それを「鎮魂」と呼んだ。
（『折口信夫の鎮魂論』）

〈むすび〉が万物の生成力である産霊（むすび）であるならば、「むすぶ」は鎮魂呪術の一作法といってもいいだろう。ここでは鎮魂呪術としての「むすぶ」に注目してみたい。

「むすぶ」は現代では基本的に「一カ所の中心点において事物や状態を集める」ことを意味しているが、「掬ぶ」と表記されることもあれば、「結ぶ」と表記されることもある。「掬（むす）ぶ」とは手のひらを組んで包むようにして水を掬（すく）うことである。折口は、「掬ぶ」と「結ぶ」は「ある内容があるものを外部に逸脱しない様にした外的な形」で共通しており、水を掬ぶとは、信仰的に言うと「人間の身体の内へ霊魂を容れる・霊魂を結合させる」ことだという[106]。つまり霊魂は包まれることによって結ばれるのである。「結ぶ」とはものを離れないように結びつけておくこと、互いに関係を作ること、ふたつをつなぐこと、まとまって形になることなどの意味を持っている。誓いや願いを込めて草や木の端をつなぎ合わせることといったことも「結ぶ」ことである。

このように「むすぶ」という言葉は「つつむ」（＝掬ぶ）ことと「つなぐ」（＝結ぶ）ことの両義性を孕んでいる。「包む」ことには「つなぐ」ことが含まれ、「つなぐ」ことには「包む」ことが含まれている。「包まれる」ためには信頼による「つながり」が必要であり、「つながる」ためには「包まれる」ことが必要なのである。いわば「包む」ことと「つなぐ」ことは相補的であるといえよう。このようにして初めて「むすぶ」ことから生命的な生成する力である〈むすび〉が展開する。

このことは胎児と母体の関係に似ている。胎児は母体と臍帯によってつながっており、また同時に母体（子宮）によって包まれている。胎児は母体とつながり、かつ母体に包まれるなかでうまれる。つまり「産《む》す」・「生《む》す」となる。

以上のことを解離の治療論に援用してみよう。分離して断片化した魂は救われ（掬《すく》われ）なくてはならない。そのために鎮魂としての「むすぶ」ことが必要になる。「むすぶ」こととは「つつむ」ことであり「つなぐ」ことであった。

解離における断片化した魂は、現実世界において包まれ、居場所を見つけることによって自らの存在を認めてもらう必要がある。ここで包むものとは自らの身体に限らない。社会、家族、他者の心、ときには神もまた患者の魂を包むものとしてある。それらは必ずしもやわらかく包むわけではない。ときにはしっかりと力強く包み込むこともあり、このことは「区切る」ことにも通じている。患者はこのように外部現実の対象に包まれながら、現実世界とのつながりを回復していく。治療関係でいえば、つながりとは治療者との信頼関係であり、面接でのやりとりであり、治療関係の継続である。包まれることが受動性優位であるならば、つながることは受動と能動の交錯した相互的なものである。包むだけでは結ばれない。結ぶだけでは心もとない。現実に居場所を失った存在は現実に包まれつつ、結ばれる必要がある。このようにして断片化した魂はむすばれる。

しかし、包まれつつ、つながる必要があるのは外部世界の対象とだけではない。患者は自らの内部においても同様に、包まれ、つながらなくてはならない。

断片化した魂同士がむすばれるためには、それらが互いに包まれることが必要である。犠牲者としての交代人格は外傷の記憶をひとりで抱え込んでいた。すでに述べたように、生存者は切り離されていた犠牲者人格を包み返す必要がある。つながるとはそこでしっかりとしたやりとりがなされることである。症例アザミのところで述べたように、交代人格に「ミアンゲ」を与えることによって、傷ついた記憶が流れ込んでくる。犠牲者人格を包みつつ、それとしっかりつながることによって、魂の断片同士はむすばれていく。

解離性障害の治療において重要なことはたんに一つの人格にすることではない。必要なことはそれぞれの魂が「包まれる」とともに「つながり」を回復していく過程であり、それによって〈むすび〉すなわち生成する生命の力を奮い立たせることにある。

おわりに

本書をお読みになっていただければ気づかれる方も多いと思うが、私は安永浩先生から大きな影響を受けている。安永先生は統合失調症患者の体験世界に焦点をあてて、説得力のある構造的理解を私に教えてくれた師である。安永先生の理論は統合失調症のみならず、意識障害さらには精神の広い領野に対する視座を切り開いてくれた。そのことが私の研究の支えになっていることは間違いない。

私が大学を卒業した頃、東大の精神科は一九六〇年代後半から始まった大学紛争の影響から、外来、病棟、分院の三つに分かれていた。私は通称「病棟派」、「赤レンガ」と呼ばれるグループに所属していたために、分院の安永先生から直接教えを請うことはなかった。しかし、医者になった当初から安永先生のパターン逆転やファントム理論には強い関心を持ち、先生の著書や論文を読んできた。今でも私は大学の授業で安永理論をわかりやすく紹介することに心を砕いている。先生はほとんど面識がなかった私からのメールでの質問にも丁寧に答えてくださった。

もう一人の師は森山公夫先生である。森山先生には「赤レンガ」で直接教えをいただいた。あまり熱心な弟子ではなかったけれど、同僚と先生のご自宅での学際的な勉強会に参加させていただいたことは懐かしい想い出である。研修医になってはじめて読んだ論文が森山先生の躁うつ病論であり、精神病理学にはこのような深さと豊かさがあると感じ、素直にうれしかった。精神病理学の周辺にはさまざまな学問が踵を接していることを学んだ。安永先生からは心の形式を学んだとするならば、森山先生からは心の内容を学んだような思いがある。

一見全く異なったお二人の理論にどこか共通のものを感じることは少なくないが、それが時代の流れなのか、東大精神科という場によるものなのかよくはわからない。そこに十居健郎先生の影を見ることもできるであろうか。生物学的精神医学が主流となった今の東大にそのような精神病理の雰囲気が乏しくなったことは寂しいが、今後、いつか若い人たちがきっと新たな装いを持った精神病理の風を作り出してくれるものと期待している。

最後に、初期統合失調症で有名な中安信夫先生にも触れないわけにはいかない。今から約二〇年前に中安先生が初期分裂病を提唱したとき、その精緻な論理と明確な主張に新しい精神病理のあり方を感じ、強い関心を持った。先生のように臨床と向き合い、「自分で考える」借り物でない精神病理に強く惹き付けられた。その頃はちょうど私自身が解離の症例に関心を向け始めた頃でもあった。中安理論に畏敬の念を抱きつつも、解離の患者を前にして中安理論には若干の違和を感じていたのも事実である。解離の病態を疑った時にはいつも初期統合失調症を鑑別診断として意識的に考えるようになっていた。逆に初期統合失調症を疑ったときにも解離の病態ではないかという視点を保つことにしていた。それ以来、中安先生との内的対話が始まったと言ってもよいだろう。私の解離の症候学は初期統合失調症論なくしては生れなかったと言っても過言ではない。

中安先生とは、数年間、同じ職場に勤務することもあったが、「いつか徹底的にディスカッションしたい」という願いはいまだ果たせないでいる。お互い主張するところは異なっているが、中安先生との対話はいつも私に刺激をもたらしてくれたし、議論と対話を喚起する先生の姿勢に憧れに近いものを感じていたのも事実である。

安永先生、森山先生、中安先生はそれぞれ分院、病棟、外来と東大精神科の三つの流れを代表する精神病理学者である。二〇〇九年に私は東大精神科を離れたが、二〇一〇年には中安先生も東大を退官された。今後、精神病理は神経科学的視点をより取り入れていくものと推察されるが、そのことによって従来の精神病理学が持つ大切なものが失われることのないように願っている。

解離の病態についいては本書でふれた以外にも多くの重要な主題があり、言い残したことは多い。思いつくままにあげても気質、性格、外傷体験、生育歴の問題などがある。とりわけ空想傾向（fantasy-proneness）の問題は大きい。これらは解離の病態が成立する以前の領域といえ、成因論とともに治療論とも密接な関係にあることは確かである。なかでも外傷と解離の関係は重要であるが、今回は簡単に触れることしかできなかった。後日の課題としたい。
既出の論文は以下の通りである。それぞれ今回、大幅に加筆修正を行った。その他の論文については書き下ろしである。

第Ⅰ部

第1章「ヒステリーの時間・空間性障害についての一考察」（臨床精神病理、一三巻二六一―二六九頁、一九九二）
第2章「意識変容を呈した解離性障害の一症例――解離性意識変容の主観的体験構造について」臨床精神医学、二九巻一三八五―一三九二、二〇〇〇）
第3章「失恋を契機に発症した全生活史健忘の一女性症例――『切り離し』からみた全生活史健忘の病理」（臨床精神医学、二五巻一三四七―一三五四頁、一九九六）
第4章「解離性障害にみられた実体的意識性」（精神医学、四三巻二五―三一頁、二〇〇一）
第5章「解離性障害における離隔について――『二つの私』の視点」（精神医学、四八巻七三―七九頁、二〇〇六）
第6章「交代人格の一症例」（書き下ろし）

第Ⅱ部

第1章「解離性障害にみられた幻聴」（精神医学、四七巻七〇九―七一六頁、二〇〇五）
第2章「解離性幻視」（書き下ろし）
第3章「解離性体感異常」（書き下ろし）
第4章「空間的変容と時間的変容」（書き下ろし）
第5章「解離と夢の構造」（書き下ろし）

第Ⅲ部

第1章「解離性障害とSchneiderの一級症状」（臨床精神医学、三八巻一四七七―一四八三頁、二〇〇九）
第2章「初期統合失調症（中安）は統合失調症の初期段階か」（書き下ろし）

第Ⅳ部
第1章「解離の病態への精神療法的接近」（精神科、一〇巻二七三―二七八頁、科学評論社、二〇〇七）
第2章「入院の診立て・判断――境界性人格障害の場合」（精神科治療学、二四巻四七一―四七五頁、二〇〇九）
第3章「交代人格の治療論――『包む』ことと『つながり』」（書き下ろし）

出来上がった原稿は杉下和行君（東大精神神経科）と内堀麻衣さん（東京女子大大学院臨床心理学分野）に目を通していただき、それぞれ貴重なご意見をいただいた。岩崎学術出版社編集部の長谷川純氏には原稿の遅れにもかかわらず、細かく適切なご助言をいただきました。

最後に、数えきれないほど多くのことを嫌がらずに教えてくれた解離の患者さんたちに心から感謝したい。患者さんたちに導かれることなくしてここまで辿りつくことはできなかった。記して感謝の意を表します。

二〇一〇年七月三一日

柴山雅俊

人名索引

ア行

カ行

サ行

タ行

ナ行

ハ行

マ行

ヤ行

ラ・ワ行

事項索引

さ行

た行

な行

は行

ま行

や行

ら・わ行

文　献

1）Allen, J. G.: Traumatic Relationships and Serious Mental Disorders. John Wiley & Sons Ltd, New York, pp.20-43, 2001.

2）Allison, R. B. & Schwarz, T.（藤田真利子訳）:「私」が，私でない人たち．作品社，1997.

3）American Psychiatric Association: Diagnostic and Statistical Manual of Mental Disorders. Third edition-revised. American Psychiatric Association, Washington, D.C., 1987.（高橋三郎訳：精神障害の診断・統計マニュアル．医学書院，1988.）

4）American Psychiatric Association: Diagnostic and Statistical Manual of Mental Disorders. 4th ed. Text Revision, 2000.（高橋三郎，大野裕，染矢俊幸訳：DSM–IV–TR 精神疾患の診断・統計マニュアル．医学書院，2002.）

5）Bergson, H.（宇波彰訳）：精神のエネルギー．レグルス文庫，2002.

6）Berrios, G. E.: The History of Mental Symptoms. Cambridge University Press, 1996.

7）Boss, M.（笠原嘉，三好郁男訳）：精神分析と現存在分析論．みすず書房，1968.

8）Boss, M.（三好郁男訳）：夢——その現存在分析．みすず書房，1985.

9）Braun, B. G.: Psychotherapy of the survivor of incest with a dissociative disorder. Psychiatr. Clin. North Am. 12: 307–324, 1989.

10）Brown, R. J.: The cognitive psychology of dissociative states. Cognitive Neuropsychiatry 7: 221–235, 2002.

11）Brown, R. J.: Different types of dissociation have different psychological mechanisms. In DePrince, A. P. & Cromer, L. D. (Eds.) Exploring Dissociation, pp.7–28, Haworth Medical Press, 2006.

12）Brugger, P.: Reflective mirrors: perspective-taking in autoscopic phenomena. Cognitive Neuropsychiatry 7, 179–194, 2002.

13）Brugger, P., Agosti, R., Regard, A. et al.: Heautoscopy, epilepsy, and suicide. J. Neurol Neurosurg. Psychiatry 57: 838–839, 1994.

14）Brugger, P. and Regard, M.: Illusiory reduplication of one's own body: Phenomenology and classification of autoscopic phenomena. Cognitive neuropsychiatry 2: 19–38, 1997.

15）Cheyne, J. A., Girard, T. A.: Spatial characteristics of hallucinations associated with sleep paralysis. Cognitive Neuropsychiatry 9: 281–300, 2004.

16）千原精志郎，川田誠一，深井光浩，他：側頭葉てんかんにおける実体的意識性．大阪医大誌 50: 73–79, 1991.

17）Critchley, M.: The idea of a presence. Acta Psychiatrica et Neurologica Scandinavica 30: 155–168, 1955.

18）de Clérambault, G.G.: Automatisme Mental. Oeuvre Psychiatrique. P.U.F., pp.453–654,

1942.（針間博彦訳：クレランボー精神自動症．星和書店，1998.）
19) Dening, T. R. and Berrios, E. G.: Autoscopic phenomena. British J. Psychiatry 165: 808–817, 1994.
20) 土居健郎：「甘え」の構造．弘文堂，1982.
21) Dupré, E. et Camus, P.: Les cénesthopathies. L' Encephale 2, 616–631, 1907.
22) Ellis, H. H.（藤島昌平訳）：夢の世界．岩波文庫，1986.
23) Ey, H.（宮本忠雄，新谷昌宏，小宮山実訳）：精神病と神経症の幻覚．金剛出版，2001.
24) Ey, H.（糸田川久美訳）：夢と精神病．みすず書房，2008.
25) Ferenczi, S.（森茂起訳）：臨床日記．みすず書房，2000.
26) Ferenczi, S.（森茂起，大塚紳一郎，長野真奈訳）：精神分析への最後の貢献——フェレンツィ後期著作集．岩崎学術出版社，2007.
27) Fitzgerald, B. A., Wells, C. E.: Hallucinations as a conversion reaction. Dis. Nerv. Syst. 38: 381–383, 1977.
28) Frazer, J. G.（永橋卓介訳）：金枝篇．岩波文庫，1985.
29) 藤縄昭：自己像幻視とドッペルゲンガー．臨床精神医学 5: 1691–1702, 1976.
30) Gabel, S.: Dreams and dissociation theory: speculations on beneficial aspects of their linkage. Dissociation 3: 38–47, 1990.
31) Gallagher, S.: Neurocognitive Models of Schizophrenia: A Neurophenomenological Critique. Psychopathology 37: 8–19, 2004.
32) Glatzel, J. und Huber, G.: Zur Phänomenologie eines Typs endogener juvenil-asthenischer Versagenssyndrome. Psychiat. Clin. 1: 15–31, 1968.
33) Goodwin, D. W., Alderson, P., Rosental, R.: Clinical significance of hallucinations in psychiatric disorders. A study of hallucinatory patients. Arch. Gen. Psychiatry 24: 76–80, 1971.
34) Gould, C.: Diagnosis and treatment of ritually abused children. In Sakheim, D. and Devine, S. (Eds.) Out of darkness: Exploring satanism and ritual abuse. New York: Lexington Books, 1992.
35) 針間博彦：内因性若年——無力性不全症候群を前景とし，治療中断後に顕在発症し，以後再燃を繰り返し欠陥状態に陥った症例．初期分裂病（中安信夫，村上靖彦 責任編集），pp.120–131．岩崎学術出版社，2004.
36) 針間博彦，岡田直大，白井有美：Schneider の 1 級症状の診断的意義．精神医学 50: 838–855, 2008.
37) Hermesh, H., Konas, S., Shiloh, R., et al.: Musical hallucinations: prevalence in psychotic and nonpsychotic outpatients. J. Clin. Psychiatry 65: 191–197, 2004.
38) Holmes, E. A., Brown, R. J., Mansell, W., et al.: Are there two qualitatively distinct forms of dissociation? A review and some clinical implications. Clinical Psychology

Review 25: 1–23, 2005.
39） 保崎秀夫：セネストパチーとその周辺．精神医学 2: 3–10, 1960.
40） Huber, G.: Psychiatrie—Lehrbuch für Studium und witerbildung. 7. Auflage. Schattauer, Stuttgart, 2005.
41） 井田能成，長谷川浩二：haloperidol 投与により「知覚変容発作」を頻発した躁うつ病の 1 例．精神科治療学 10: 413–418, 1995.
42） 池上良正：死者の救済史．角川書店，2003.
43） 石福恒雄：二重身の臨床精神病理学的研究．精神経誌 81: 33–61, 1979.
44） 石福恒雄：二重身からみた幻覚．精神医学 22: 11–16, 1980.
45） 岩村吉晃：タッチ．医学書院，2005.
46） Janet, P.: Les Nevroses.Flammarion. Paris, 1918.（高橋徹訳：神経症．医学書院，1974.）
47） Jaspers, K.: Leibhaftige Bewusstheiten (Bewusstheitstäuschungen), Ein psychopathologisches Elementar symptom. Z f Pathopsychologie 2: 151–161, 1913.（藤森英之訳：実体的意識性（意識性錯誤）について．精神病理学的要素症状．精神病理学研究 2．みすず書房，pp.359–373, 1971.）
48） Jaspers, K.: Allgemeine Psychopathologie. 5 Aufl., Springer-Verlag, 1948.（内村祐之，西丸四方，島崎敏樹，岡田敬蔵訳：精神病理学総論．岩波書店，1953.）
49） Jaspers, K.: Gesammelte Schriften zur Psychopathologie. Springer-Verlag, Berlin, 1963.（藤森英之訳：精神病理学研究 2．みすず書房，1971.）
50） Kanemoto, K.: Periictal Capgras syndrome after clusterd ictal fear; depth-electroencephalogram study. Epilepsia 38: 847–850, 1997.
51） 加藤敏：分裂病における死と切断．臨床精神病理 13: 141–157, 1992.
52） 加藤敏：分裂病における心気——体感症状の臨床精神病理学的研究．精神神経誌 96: 174–219, 1994.
53） 木村敏：分裂病の現象学．弘文堂，1980.
54） 木村敏：自覚の精神病理．紀伊國屋書店，1983.
55） 木村敏：家族否認症候群．臨床精神医学 14: 557–560, 1985.
56） 木村敏：関係としての自己．みすず書房，2005.
57） 木村敏，坂敬一，山村靖ほか：家族否認症候群について．精神経誌 70: 1085–1109, 1968.
58） Kluft, R. P.: First rank symptoms as a diagnostic clue to multiple personality disorder. Am. J. Psychiatry 144: 293–298, 1987.
59） Koehler, K. and Sauer, H.: Jaspers' sense of presence in the light of Huber's basic symptoms and DSM-III. Comprehensive Psychiatry 25: 183–191, 1984.
60） Kretschmer, E.（西丸四方，高橋義夫訳）：医学的心理学．みすず書房，1974.
61） 小池淳：セネストパチーについて．精神医学 6: 667–672, 1964.

62) 小池淳：セネストパチーについて——長期観察例から．精神医学 11: 358–361, 1969.

63) Konrad, K.（山口直彦，安克昌，中井久夫訳）：分裂病のはじまり——妄想のゲシュタルト分析の試み．岩崎学術出版社，1994.

64) Kraepelin, E.（遠藤みどり訳）：心因性疾患とヒステリー．みすず書房，1987.

65) Laddis, A., Dell, P. F., Ellason, J. W., Cotton, M., Fridley, D., and Lamb, T.: A comparison of the dissociative experiences of patients with schizophrenia and patients with DID. Paper presented at the Eighteenth International Fall Conference of the International Society for the Study of Dissociation, New Orleans, December 4.

66) Loewenstein, R. J.: An Office mental status examination for complex chronic dissociative symptoms and multiple personality disorder. Psychiatric Clinics of North America 14: 567–604, 1991.

67) Lukianowicz, N.: Autoscopic phenomena. Arch. Neurol. Psychiat. 80: 199–220, 1958.

68) 真木悠介：時間の比較社会学．岩波書店，1984.

69) Mezzich, J. E., Fabrega, H., Coffman, G. A., et al.: DSM-III disorders in a large sample of psychiatric patients: Frequency and specificity of diagnosis. Am. J. Psychiatry 146: 212–219, 1989.

70) 宮本忠雄：実体的意識性について——精神分裂病者における他者の現象学．精神経誌 61: 1316–1339, 1959.

71) 森山公夫：現代精神医学解体の論理．岩崎学術出版社，1979.

72) 森山公夫：精神医学論叢．岐阜精神医療第九委員会発行，1990.

73) Munich, R.: Depersonalization in a female adolescent. Int. J. Psychoanal. Psychother. 6: 187–97, 1977.

74) 長井真理：内省の構造．岩波書店，1991.

75) 中井久夫：奇妙な静けさとざわめきとひしめき．中井久夫編：分裂病の精神病理 8, pp.261–297．東京大学出版会，1977.

76) 中井久夫，山口直彦：二重人格はなぜありにくいか．高橋俊彦編：分裂病の精神病理．東京大学出版会，1986.

77) 仲谷誠：ヒステリーにおける知覚の障害．精神科診断学 7: 343–351, 1996.

78) 中山道規，後藤健文，木村和弥ら：ＡＣに認められた「内因性若年 - 無力性不全症候群」．AC の臨床，pp.153–164．星和書店，1998.

79) 中安信夫：背景思考の聴覚化——幻声とその周辺症状をめぐって．内沼幸雄編：分裂病の精神病理 14，pp.195–235．東京大学出版会，1985.

80) 中安信夫：自我意識の異常は自我の障害か——ダブルメッセージ性に注目して．土居健郎編：分裂病の精神病理 16，pp.47–76．東京大学出版会，1987.

81) 中安信夫：離人症の症候学的位置付けについての一試論——二重身，異常体感，実体的意識性との関連性．精神科治療学 4: 1393–1404, 1989.

82） 中安信夫：内なる「非自我」と外なる「外敵」――分裂病症状に見られる「他者」の起源について．湯浅修一編：分裂病の精神病理と治療 2，pp.161–189．星和書店，1989.
83） 中安信夫：自生と強迫．永田俊彦編：分裂病の精神病理と治療 5，pp.1–25．星和書店，1993.
84） 中安信夫：内因性若年 - 無力性不全症候群についての一考察――初期分裂病症状スペクトラムの一症状群として．分裂病の精神病理と治療 6 分裂病症状をめぐって，pp.259–284．星和書店，1994.
85） 中安信夫：初期分裂病の表現変異――離人症，発作様不安，攻撃的行動が前景化した 3 症例：思青医誌 3: 145–158, 1995.
86） 中安信夫：分裂病性実体的意識性――その形成機序，現象形態，ならびに進展段階．花村誠一，加藤敏編：分裂病論の現在，pp.147–186．弘文堂，1996.
87） 中安信夫：内因性若年無力性不全症候群――原典紹介と批判的検討．精神科治療学 12: 357–370, 1997.
88） 中安信夫：面前他者に関する注察・被害念慮――初期分裂病に対する誤診の一要因．永田俊彦編：精神分裂病 臨床と病理 2．人文書院，pp.135–157, 1999.
89） 中安信夫：解離症の症候学――精神危急時における〈葛藤主体の隠蔽〉の諸相．増補改訂 分裂病症候学，pp.629–645．星和書店，2001.
90） 中安信夫：内省型の特徴を有し，境界例との誤診のもと精神療法下に顕在発症し，自殺に至った症例．中安信夫，村上靖彦 責任編集：初期分裂病，pp.132–143．岩崎学術出版社，2004.
91） 中安信夫，針間博彦，関由賀子：初期症状．松下正明総編集：臨床精神医学講座 2 精神分裂病Ⅰ，pp.313–348．中山書店，1999.
92） 中安信夫，関由賀子：自己危急反応の症状スペクトラム――運動暴発，擬死反射，転換症，解離症，離人症の統合的理解．精神科治療学 10: 143–148, 1995.
93） 中安信夫，関由賀子，針間博彦：初期分裂病の発病年齢と症状出現頻度，ならびに治療転帰――分裂病の早期発見・早期治療の指針を求めて．精神経誌 101: 898–907, 1999.
94） 中安信夫，関由賀子，針間博彦：初期分裂病 2004．中安信夫，村上靖彦 責任編集：初期分裂病，pp.11–50．岩崎学術出版社，2004.
95） 成田善弘，市田勝，近藤三男ほか：境界性人格障害の個人精神療法．季刊精神療法 29: 273–283, 2003.
96） Nigro, G. & Neisser, R.: Point of view in personal memories. Cognitive Psychology 15: 467–482, 1983.
97） 西村良二：思春期の全生活史健忘の一例．季刊精神療法 11: 260–267, 1985.
98） 西山詮：入（出）眠時の実体的意識性．精神経誌 70: 1127–1145, 1968.
99） 西園昌久：ヒステリー．下坂幸三，諏訪望，西園昌久編：現代精神医学体系 6B,

pp.19–33. 中山書店，1978.

100）North, C. S., Ryall, J. M., Ricci, D. A., et al.: Multiple Personalities, Multiple Disorders. New York, Oxford University Press, 1993.

101）Oaklander, V.: Windows to our children: A Gestalt therapy approach to children and adolescents. The Gestalt Journal Press, 1988.

102）大東祥孝：ナルコレプシーにおける幻覚体験．濱中淑彦，河合逸雄，三好暁光編：幻覚・妄想の臨床，p.121–134．医学書院，1992.

103）岡野憲一郎：解離性障害――多重人格の理解と治療．岩崎学術出版社，2007.

104）大森荘蔵：時間と自我．青土社，1992.

105）鬼澤千秋：不思議の国のアリス症候群．臨床精神医学 14: 693–695, 1985.

106）折口信夫全集，第二十巻　神道宗教篇．中央公論社，1967.

107）苧阪直行：意識とは何か．岩波書店，2000.

108）大嶋正浩，星野良一，大原健士郎：解離ヒステリーの 1 症例にみられた幻聴．臨床精神医学 13: 1355–1361, 1984.

109）大矢大：全生活史健忘の類型化とその治療的意義について．精神経誌 94: 325–349, 1992.

110）Peters, U. H.: Wörterbuch der Psychiatrie und medizinischen Psychologie. Urban & Schwarzenberg, 1984.

111）Putnam, F. W., Guroff, J. J., Silberman, E. K. et al.: The clinical phenomenology of multiple personality disorder: Review of 100 recent cases. J. Clin. Psychiatry 47: 285–293, 1986.

112）Putnam, F. W.（安克昌，中井久夫訳）：多重人格障害．岩崎学術出版社，2000.

113）Ross, C. A: Dissociative Identity Disorder: diagnosis, clinical features, and treatment of multiple personality. 2nd edition. Wiley, New York, 1997.

114）Ross, C. A.: Schizophrenia: Innovations in diagnosis and treatment. The Haworth Press, New York, 2004.

115）Ross, C. A., Anderson, G., Clark, P.: Childhood abuse and the positive symptoms of schizophrenia. Hospital and Community Psychiatry 45, 489–491, 1994.

116）Ross, C. A., Joshi, S.: Schneiderian symptoms and childhood trauma in the general population. Comprehensive Psychiatry 33, 269–273, 1992.

117）Ross, C. A., Miller, S. D., Reagor, P., Bjornson, L, Fraser, G. A, Anderson, G.: Schneiderian symptoms in multiple personality disorder and schizophrenia. Comprehensive Psychiatry 31: 111–118, 1990.

118）Sanders, B. and Giolas, M. H.: Dissociation and childhood trauma in psychologically disturbed adolescents. Am. J. Psychiatry, 148: 50–54, 1991.

119）Sartre, J. P.: L'etre et néant. Gallimard, Paris, 1943.（松浪信三郎訳：存在と無．人文書院，1956.）

120) Saxe, G. N., van der Kolk, B. A., Berkowitz, R., Chinman, G., et al.: Dissociative disorders in psychiatric patients. Am. J. Psychiatry 150: 1037–1042, 1993.

121) Schneider, K.: Klinische Psychopathologie. 15. Aufl. mit einem aktualisierten und erweiterten Kommentar von Huber G und Gross G. Tieme, Stuttgart, 2007.（針間博彦訳：新版 臨床精神病理学．文光堂，2007.）

122) Schönhammer, R.: Flying in Nightmares—A Neglected Phenomenon. Paper presented at the 17th Annual International Conference of the Association for the Studies of Dreams, 2000, Washington, D.C.

123) Sedman, G.: A phenomenological study of pseudohallucination and related experiences. Acta Psychiatr Scand 42: 35–70, 1966.

124) 関由賀子：ヒステリー様症状にて急性発症した初期分裂病の 1 例——診断の経緯と病像形成の要因について．精神科治療学 9: 1387–1394, 1994.

125) 関由賀子：初期から極期への移行を観察しえた症例．中安信夫，村上靖彦 責任編集：初期分裂病，pp.108–119．岩崎学術出版社，2004.

126) 柴山雅俊：ヒステリーの時間・空間性障害についての一考察．臨床精神病理 13: 261–269, 1992.

127) 柴山雅俊：摂食障害を呈した一境界例にみられた二重性の病理．臨床精神病理 14: 269–277, 1993.

128) 柴山雅俊：若年群セネストパチーの 1 症例にみられた病態構造と回復過程．臨床精神病理 17: 257–268, 1996.

129) 柴山雅俊：失恋を契機に発症した全生活史健忘の 1 女性症例——「切り離し」からみた全生活史健忘の病理．臨床精神医学 25: 1347–1354, 1996.

130) 柴山雅俊：意識変容を呈した解離性障害の 1 症例——解離性意識変容の主観的体験構造について．臨床精神医学 29: 1385–1392, 2000.

131) 柴山雅俊：解離性障害にみられた実体的意識性．精神医学 43: 25–31, 2001.

132) 柴山雅俊：解離性同一性障害の現在．臨床精神医学 33: 413–419, 2004.

133) 柴山雅俊：解離性障害にみられる周囲世界に対する主観的体験．精神医学 47: 359–372, 2005.

134) 柴山雅俊：解離性障害にみられた幻聴．精神医学 47: 709–716, 2005.

135) 柴山雅俊：解離性障害について．保坂隆編：精神科——専門医にきく最新の臨床，p.128．中外医学社，2005.

136) 柴山雅俊：現代における解離の症候学．特集 還ってきたヒステリー——解離の精神病理．精神医療 42: 30, 2006.

137) 柴山雅俊：解離における死の主題．精神療法 32: 594–595, 2006.

138) 柴山雅俊：解離性障害にみられる「夢中自己像視」——解離性意識変容の病態構造について．精神医学 48: 1053–1060, 2006.

139) 柴山雅俊：解離性障害にみられる夢と現実の区別困難について．精神医学 48: 1293

–1300, 2006.
140）柴山雅俊：解離性障害における離隔について――『2 つの私』の視点．精神医学 48: 73–79, 2006.
141）柴山雅俊：解離性障害――「うしろに誰かいる」の精神病理．ちくま新書，2007.
142）柴山雅俊：現代社会と解離――仮面とヴェール．こころのりんしょう à la carte 28, 特集 解離性障害：311–317, 2009.
143）柴山雅俊：解離の症候にみられる眼差しとヴェール．季刊精神療法 35: 150–156, 2009.
144）柴山雅俊：天使への眼差し．季刊精神療法 35: 116–118, 2009.
145）篠崎徹，西村浩，笠原洋勇他：心理的フラッシュバックで発症したヒステリー性健忘の 1 症例――性的外傷体験との関連について．臨床精神医学 22: 1463–1467, 1993.
146）Steinberg, M.: Handbook for the Assessment of Dissociation. American Psychiatric Press, 1995.
147）鈴木茂：人格の臨床精神病理学．金剛出版，2003.
148）高柳功：二重身について―― Capgras 症状群，身体図式，自我障害および離人症についての一, 二の検討．精神経誌 73: 42–50, 1971.
149）武井茂樹，濱田秀伯：側頭葉てんかんと精神分裂病の初期状態――精神発作をもつ 2 症例の症候学的，認知科学的検討．臨床精神病理 19: 281–288, 1998.
150）武内克也：精神分裂病における音楽幻聴の特質について．臨床精神病理 21: 31–52, 2000.
151）竹内龍雄，上月秀樹，白石博康ら：幻覚を伴うヒステリー 16 自験例について．臨床精神医学 13: 1365–1373, 1984.
152）田中究：解離性障害における幻聴についての精神病理学的考察．神戸大学医学部紀要 57: 337–349, 1997.
153）Thompson, C.: Anwesenheit: Psychopathology and clinical associations. Brit. J. Psychiat. 141: 628–630, 1982.
154）津城寛文：折口信夫の鎮魂論．春秋社，1990.
155）内沼幸雄：妄想世界の二重構造性．精神経誌 69: 707–734, 1967.
156）梅原猛：日本人の「あの世」観．中公叢書，1989.
157）Van der Hart, O., Nijenhuis, E. R. S., Steele, K.: The haunted self. W.W. Norton & Company, New York, 2006.
158）和田健：全生活史健忘に始まり限局健忘を繰り返した女性例――依存欲求をめぐる葛藤と内的変化について．精神科治療学 9: 467–472, 1994.
159）渡辺央：青年期とセネストパチー．清水将之，村上靖彦編：青年の精神病理 3, pp.79–104．弘文堂，1983.
160）渡辺憲：知覚変容発作と幻覚――抗精神病薬療法新時代における病態の把握と対

応．精神経誌 111, 127–136, 2009.

161）和辻哲郎：偶像再興・面とペルソナ．講談社，2007.

162）Wernicke, C.: Grundriss der Psychiatrie. Zweite revidierte Auflage, Verlag von Georg Thieme, 1906.

163）Wilson, S. C., & Barber, T. X.: The fantasy-prone personality: implications for understanding imagery, hypnosis, and parapsychological phenomena:（ed.）Sheikh, A. A. Imagery. Current Theory, Research, and Application. John Wiley, New York, p.340–387, 1983.

164）World Health Organization: The ICD-10 Classification of mental and Behavioral Disorders: Clinical descriptions and diagnostic guidelines, WHO, 1992.（融道男，中根允文，小見山実監訳：ICD-10 精神および行動の障害．医学書院，1993.）

165）山田治，木村駿：全生活史健忘の臨床的研究．精神経誌 66: 800–817, 1964.

166）山口直彦，中井久夫：分裂病者における「知覚潰乱発作」について．内沼幸雄編：分裂病の精神病理 14，pp.295–314．東京大学出版会，1985.

167）山口直彦，中井久夫：分裂病における知覚変容発作と恐慌発作．吉松和哉編：分裂病の精神病理と治療 14，pp.29–55．東京大学出版会，1988.

168）安永浩：分裂病の論理学的精神病理——「ファントム空間」論．医学書院，1977.

169）安永浩：分裂病者にとっての「主体他者」——その倫理，二重身のファントム論的考察．安永浩編：分裂病の精神病理 6，pp.53–95．東京大学出版会，1977.

170）安永浩：分裂病症状の辺縁領域（その１）——意識障害総論と神秘体験．湯浅修一編：分裂病の精神病理 7，pp.275–316．東京大学出版会，1982.

171）安永浩：分裂病と自我図式偏位——擬遊技（演技）性，擬憑依，幻聴．藤縄昭編：分裂病の精神病理 10，pp.135–174．東京大学出版会，1982.

172）安永浩：離人症候群．臨床精神医学 14: 441–446，1985.

173）安永浩：精神医学の方法論．金剛出版，1986.

174）安永浩：離人症．土居健郎ら編：異常心理学講座 4，pp.213–253．神経症と精神病 1．みすず書房，1987.

175）安永浩：精神の幾何学．岩波書店，1987.

176）安永浩：分裂病の症状論．金剛出版，1987.

177）安永浩：「宗教・多重人格・分裂病」その他 4 章．星和書店，2003.

178）安永浩：「パターン」と意識障害のアトラス——解離の理解のために．こころの臨床アラカルト 28: 355–366, 2009.

179）吉松和哉：セネストパチーの研究．金剛出版，1985.

180）Zillinger, G.: Zum Problem der chronischen taktilen Halluzinose, Arch. Psychiatr. Nervenkr. Z. Gesamte Neurol. Psychiatr. 202, 223–233. 1961.

著者略歴

柴山雅俊（しばやま　まさとし）

1953年愛知県生まれ。東京大学医学部卒業。医学博士。

虎の門病院精神科医長，東京大学医学部精神神経科講師を経て，

東京女子大学現代教養学部人間科学科心理学専攻教授。専門は精神病理学。

著書：解離性障害——「うしろに誰かいる」の精神病理（ちくま新書，2007），専門医のための精神科臨床リュミエール20巻 解離性障害（共著，中山書店，2009），専門医のための精神科臨床リュミエール3巻 精神科診療における説明とその根拠（共著，中山書店，2009），今日の治療指針2009年版——私はこう治療している（共著，医学書院，2009），解離の病理（編著，岩崎学術出版社，2012）など。

解離の構造
—私の変容と〈むすび〉の治療論—

ISBN978-4-7533-1008-1

著者
柴山 雅俊

2010年10月 5日 第1刷発行
2024年 6月30日 第6刷発行

印刷 日本ハイコム(株) ／ 製本 (株)岩林製本工場

発行所 (株) 岩崎学術出版社 〒101-0062 東京都千代田区神田駿河台 3-6-1
発行者 杉田 啓三
電話 03(5577)6817 FAX 03(5577)6837